寓医于食

壮瑶药膳轻松学

主审 姚春

主编 冯秋瑜 王强 岳桂华 秦祖杰

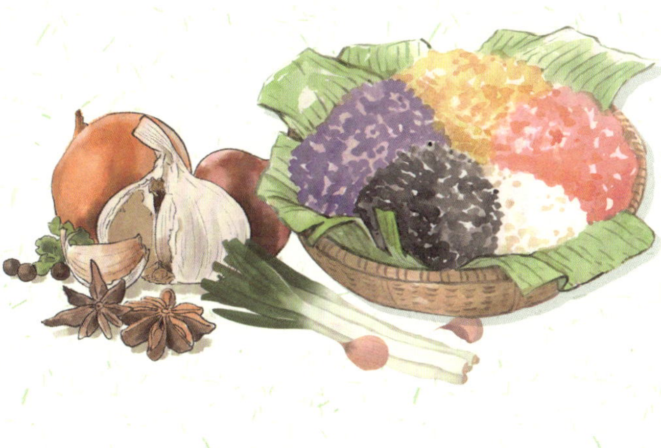

广西科学技术出版社
·南宁·

图书在版编目（CIP）数据

寓医于食：壮瑶药膳轻松学 / 冯秋瑜等主编. --
南宁：广西科学技术出版社，2025.6
ISBN 978-7-5551-1748-3

Ⅰ.①寓… Ⅱ.①冯… Ⅲ.①壮族—食物养生—药膳—制作②瑶族—食物养生—药膳—制作 Ⅳ.① R247.1 ② TS972.161

中国国家版本馆CIP数据核字（2021）第269843号

YU YI YU SHI · ZHUANG-YAO YAOSHAN QINGSONG XUE

寓医于食 · 壮瑶药膳轻松学

冯秋瑜　王　强　岳桂华　秦祖杰　主编

策划组稿：罗煜涛
责任编辑：李　媛　黄焕庭　　装帧设计：梁　良
责任印制：陆　弟　　责任校对：夏晓雯

出 版 人：岑　刚　　出版发行：广西科学技术出版社
社　　址：广西南宁市东葛路66号　　邮政编码：530023
网　　址：http://www.gxkjs.com
印　　刷：广西民族印刷包装集团有限公司

开　　本：787mm × 1092mm　1/16
字　　数：151千字　　印　　张：9.5
版　　次：2025 年 6 月第 1 版　　印　　次：2025 年 6 月第 1 次印刷
书　　号：ISBN 978-7-5551-1748-3
定　　价：88.00 元

编委会

主　审： 姚　春

主　编： 冯秋瑜　王　强　岳桂华　秦祖杰

副主编： 黄国东　黄克南　李哲峰　白燕远

编　委（按姓氏笔画排序）：

韦漫琴　冯春仁　朱意麟　刘元元
刘竹茵　江　涛　农玉莺　严　潞
李　玲　李仁锋　李文璐　李民杰
李俊胜　杨万全　吴　丹　张　天
陈　鹏　陈星向　苟　尧　林　琴
明新周　罗秋香　郑光珊　钟丽雁
姜　枫　徐卓妮　黄子萱　黄桂勋
梁洪玮　梁琼平　覃　信　覃丽萍
覃钦成　粟　龙　曾　均　曾秋潮
虞皓晨　詹源菲　缪蜀彤　潘明甫

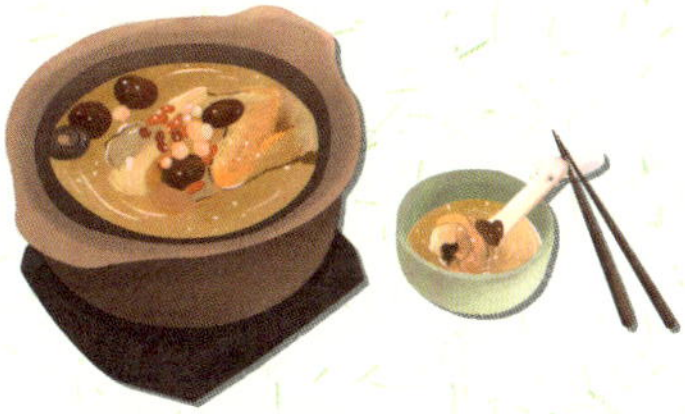

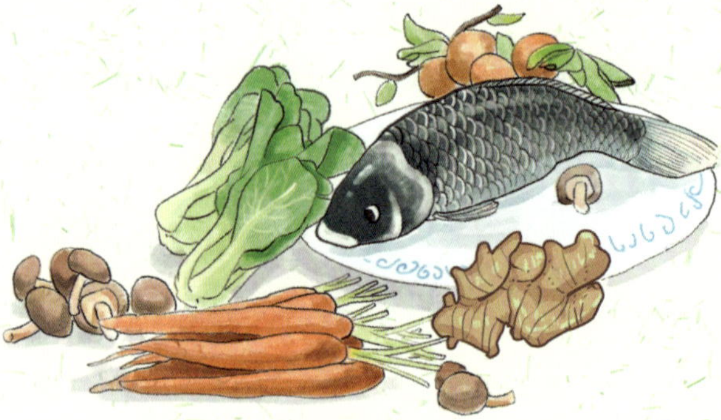

扫一扫　看教程

序

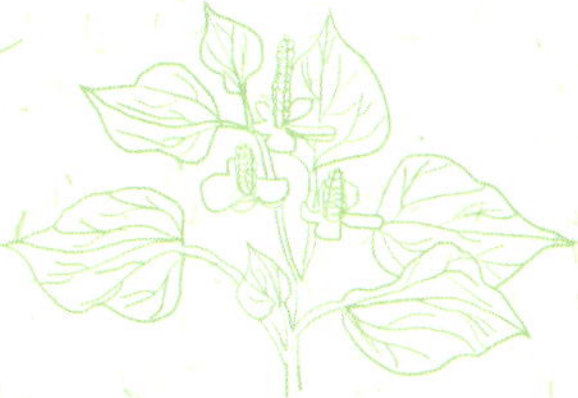

养生之道自古有之，帝王君主积极寻仙访道，殚精竭虑只为长生不老；平常百姓但凡有条件，都积极通过各种养生之道强身健体，力求延年益寿。随着生活水平逐渐提高，百姓对养生的热情不断高涨，各种养生方法推陈出新，日新月异。在众多养生方法当中，食疗养生占据重要地位。中华饮食文化源远流长，博大精深，深入人心。药膳作为其中一部分，同样历史悠久，底蕴深厚。中华药膳历经千锤百炼，行之有效，千百年来为中华民族的繁衍生息和健康延寿作出了不可磨灭的贡献。

壮族和瑶族是广西的世居民族。广西独特的地理环境和气候条件，孕育出丰富多样的食材和药材资源。壮瑶族人民在长期生活和生产实践中，将本民族的医学理论和本地食材、药材资源结合起来，探索出各种健康美味的饮食方法，代代相传，造就了现今品种繁多的药膳美食。

自商代伊尹的《汤液经》问世后，各类药膳典籍层出不穷，浩如烟海。当代药膳书籍在整理归纳前人资料的基础上，结合现代研究结果，不断充实丰富药膳相关的图书资源，同时具有民族特色的药膳图书相继出版，为传承发扬民族药膳事业提供坚实基础。此外，在“健康中国”战略背景下，充分发挥药膳在养生保健中的优势作用，药膳科普成为大势所趋。《寓医于食·壮瑶药膳轻松学》是一本资料丰富、形式多样、通俗易懂的药膳科普专著，以本草记载、民间故事摘录、药材档案、药膳制作和其他药膳验方为框架，以壮瑶族药材为引领，着重介绍20道具有代表性的壮瑶族养生药膳。该书的研究对象是壮瑶民族药膳，通过民间经典故事增强药膳文化内涵，注重药膳制作指导（附有流程图和视频），地域特色鲜明，有望推进壮瑶医药传承创新发展再上新台阶，助力健康广西和健康中国建设。希望本书的出版，不仅能切实提高壮瑶医药健康文化素养，也能有效推动广西中医药与民族医药资源特色优势向经济优势转化。

《寓医于食·壮瑶药膳轻松学》能很好地将医药与饮食结合，简单易操作，雅俗共赏，不仅非常适合广大人民群众阅读，还能直观地带领大家学习壮瑶族药膳的制作方法，是一本值得向人民群众推荐的民族类药膳科普图书。高兴之余，书将付梓之际，特为之序。

国医大师：黄瑾明

2025年4月

前 言

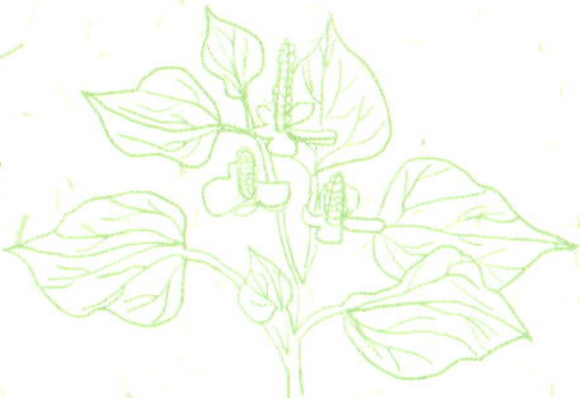

壮瑶族聚居地区地负海涵，山清水秀，物产丰饶。壮瑶族民众善于取法自然而物尽其用，千百年来，一直注重自然养生之道，讲究“寓医于食”。他们习用中草药与食物配伍，制成色、香、味、形、效俱佳的传统菜肴，让人们在大饱口福之际，又可防疾治病、益寿延年。《备急千金要方》曰：“不知食宜者，不足以存生也……是故食能排邪而安脏腑，悦神爽志，以资血气。若能用食平疴，释情遣疾者，可谓良工。”可见，养生药膳素有妙用，久传不衰，历久弥新。因此，养生之道，能做到真正理解药膳、运用药膳、品鉴药膳，尤显重要。

现今社会各种养生之书层出不穷，但以科普视角介绍民族药膳的书籍并不多见。因此，本书在《壮瑶族养生药膳本草》的基础上，遴选了20道具有代表性的壮瑶族养生药膳，并进行逐一介绍，各道药膳内容先以本草记载开篇，接着引入民间故事，之后介绍与药膳关联的壮瑶药知识，最后介绍药膳制作的规范过程。全书围绕着壮瑶药的取材、性味归经、功效主治、化学成分及药理作用等，逐一讲解原料选取、烹饪步骤、疗效功效、成品特点，并附以制作视频。入选的药膳品种丰富多样，有菜品、汤品、酒品、粥品、糕点、甜品、茶饮等，结合图文和微视频，读者在学习制作养生药膳的同时，能全方位、多角度地增进对中草药以及药膳知识的理解。由此，在自媒体被广泛接受的今天，本着寓医于食，把药与食融合的理念，本书把知识、乐趣、美味、健康有效结合，让壮瑶药膳能走进读者、走进民众、走上餐桌，一举数得，这就是我们全体编写人员的美好愿望！

需要特别指出的是，本书所收录的药材及药膳，并不完全出自国家收录的药食同源品种，有些品种是广西壮瑶族的道地药材或习用药材。而遴选20道药膳的标准，主要取决于当前市场的普适性、群众性及推广性。为更好地融合“做药”和“做菜”，本书的编委团队不仅汇集专业的医师、药师、护师，而且还汇集经验丰富的厨师，以确保本书的专业性、科学性和普及性。本书既可作为医药院校、中医药科研单位、中医药相关企业，甚至餐饮店、养生馆等相关人员的参考工具书，亦可作为中医药爱好者、平常百姓日常防病治病、保健养生的科普读物。

需要特别说明的是，虽然这20道药膳在壮瑶族地区广受老百姓喜爱，但是在根据本书食用壮瑶族药膳时，仍然需要注意辨证论治。药膳虽好，食用过少或许效果甚微，但过度食用可能适得其反。所以，必要时仍需咨询专业医师再行食用，以免延误病情造成不良影响。

本书在编撰过程中，得到广西壮族自治区中医药管理局、广西壮族自治区市场监督管理局、广西中医药大学、广西国际壮医医院、广西中医药大学第一附属医院、广西中医药大学附属瑞康医院、富川瑶族自治县人民政府、金秀瑶族自治县瑶医医院、恭城瑶族自治县中医医院以及众多同行专家的大力支持和鼎力相助，在此表示衷心的感谢！

由于编者知识水平与能力有限，书中难免存在疏漏与错误，我们真诚地希望能得到广大读者朋友的批评与指正。

编　者

编写说明

本书收录20道壮瑶族养生药膳，旨在通过本草记载、民间故事摘录、药材档案、药膳制作、其他药膳验方等各项内容及图文视频的综合呈现，为读者提供一本集知识性、趣味性、实用性于一体的壮瑶药膳文化读本。

本草记载

本草记载部分将收录古代和现代本草文献中对特定药材的描述，内容涵盖药材的功效、主治、用法以及使用注意等。这些古代本草记载经过长时间实践经验的积累，内容严谨且深刻，在一定程度上证明药材的安全性与有效性，并为本书提供了坚实的引证基础。在收录药材的过程中，主要以《神农本草经》《本草纲目》《本草拾遗》以及地方本草文献等资料为依据，确保所收录信息的权威性与准确性。

民间故事摘录

民间故事摘录部分旨在搜集和整理与药膳紧密相关的壮瑶族民间传说与故事，通过生动且富有趣味性的叙述手法，深入浅出地讲述药材与药膳背后所蕴含的悠久历史与丰富的文化底蕴。收录的民间故事注重经典故事的流传度、可信度、文化价值和教育意义，旨在增加读者的阅读趣味，增强与饮食文化相关的医药故事的吸引力。

药材档案

药材档案部分将详细记录每种药材的别名、来源、产地、化学成分、药理作用、性味归经、功效主治等信息。本书中药物的性味归经、功效主治均参考《中华人民共和国药典》2020年版，以中药的质量标准为主。在性味上，壮药分为寒、热、温、凉、平缓五性，以及酸、甜（甘）、苦、辣、咸、淡、涩、麻八种药味；瑶药可分为辣（辛）、苦、甜（甘）、酸、涩、麻、锥、淡等八种药味。壮瑶药材的收录将以广西壮族自治区药品监督管理局颁布的壮瑶药材质量标准为依据，如《广西壮族自治区壮药质量标准》和《广西壮族自治区瑶药材质量标准》等。

药膳制作

药膳制作部分详细介绍以药材为重要原料的药膳菜品、汤品、饮品等制作流程，包含药膳名称、药膳组方、制作方法、成品特点、制作注意事项、功效、适用人群、使用注意等内容，并提供清晰直观的药膳制作流程图，以增强药膳食谱的实用性和可操作性。在收录药膳制作时，严格参照《中华食疗大全》《中医药膳传统技艺》等权威药膳书籍，以及《食养药膳烹饪技术操作规范》和《药食同源及药膳配方食品》等文献，旨在提升药膳烹饪技术操作的质量与精确度，防止药膳菜肴因选材、配伍、烹制、调味和出品时间等方面的不当，而在色、香、味、形和食养作用等方面出现各类问题。最后，遵循中医、壮医和瑶医理论指导原则，同时符合餐饮技术操作的专业要求，以壮瑶族药膳的养生保健功能、口感风味和制作可行性为主要考量，力求确保本书的规范性与受众性。

其他药膳验方

其他药膳验方部分将呈现一系列与药膳紧密相关的独特验方，旨在丰富药膳的多样性，进一步拓宽药物的应用领域。通过梳理目前网络数据库（中国知网、万方数据、读秀、全国报刊索引等）可供检索的相关文献，收录相关药膳验方，严格遵循科学性、实用性和安全性的标准，力求为读者提供丰富多样的药膳选择，以满足不同人群的需求，并做到药借食味，食助药性，变“良药苦口”为“良药可口”。

药膳制作视频

药膳制作视频时长2～3分钟，动态讲解药膳药材、药膳制作、药膳基本功效以及药膳成品特点，立体化呈现药膳的制作方式，让读者能看、能学、能用、能品鉴。

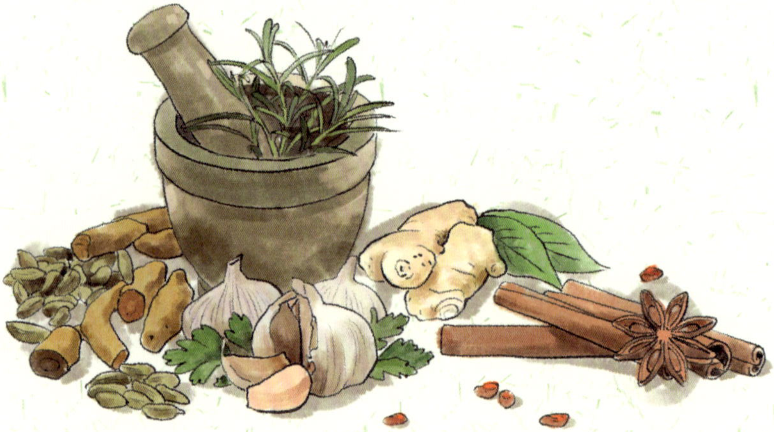

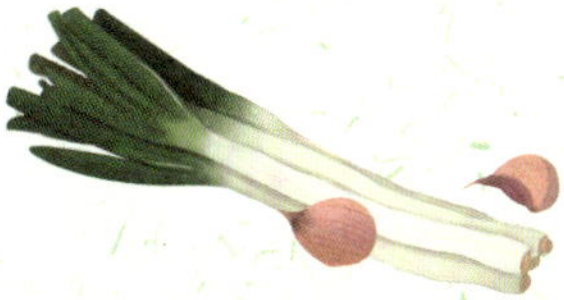

目 录

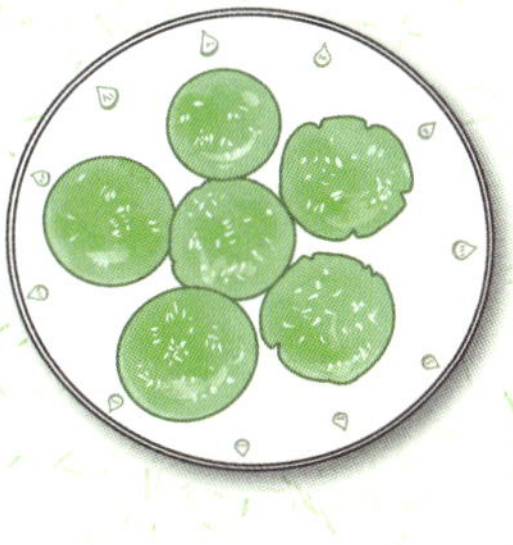

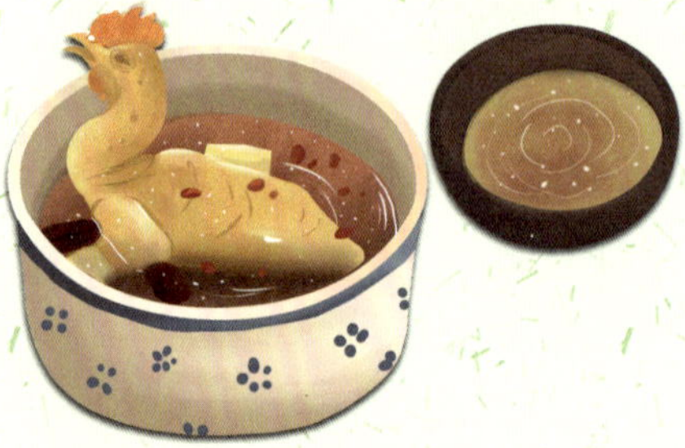

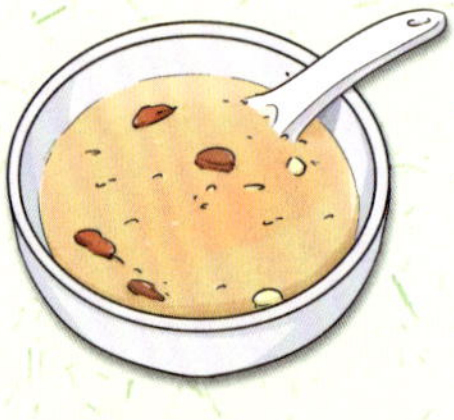

壮瑶族药膳发展史简述

药膳是中国传统医学的重要组成部分。自古以来，中华民族就有药食同源的理念，一直深刻影响着国人的饮食习惯与生活方式。随着社会的进步以及生活条件的改善，人民对健康的要求也越来越高。近年来，我国出台了许多政策，大力支持大健康产业和中医药的发展。药膳学作为中医学的一个重要组成部分，也被充分重视并且逐渐发展成为一门独具特色的学科。

我国是医学大国，也是一个多民族统一的国家，各民族均有属于自己的传统医疗经验，因此，我国的药膳呈现出多民族性和地域性。大到各民族、各省区市，小到两个毗邻的村庄，其饮食养生文化都各具特点。居住在中国华南地区的壮瑶族，其药膳也有着自己独有的发展历程和民族特色。广西壮族自治区位于我国亚热带地区，气候炎热多雨，痧瘴易发，在这里聚居的壮瑶族人民往往具有易阳胜动火、易感湿热等体质，故清热解毒、祛火除湿的凉茶在壮瑶族地区最为常见。同时，由于广西地域宽广，气候复杂，桂西北地区尤其是山区特别寒冷潮湿。因此，当地的民众无辣不欢，主要是因为辣椒中富含的辣椒素可以加速人体的新陈代谢，促进人体产生能量而使身体发热，从而抵御寒冷。因此，喜食辣椒是生活在寒冷潮湿地区民众的口味特点。正因为受地域辽阔、气候复杂、植被丰富及多民族聚居的多因素影响，广西的中草药、民族药、海洋药等资源尤为丰富，其中中草药资源数量居全国第二。丰富的中草药资源为“亦药亦食”的药膳文化提供了丰富的原材料和广阔的制作空间。

壮瑶族药膳的历史源流

远古时代，壮瑶族先民为了生存需要，不得不在自然界到处觅食，久而久之，就发现了某些动物和植物不但可以作为食物充饥，而且具有药用价值，这种把食物与药物合而为一的食用方式就是壮瑶族药膳的源头和雏形。秦汉以前，生活在岭南一带的古代氏族部落——瓯骆人，是壮族的祖先，壮族药膳的形成和发展也继承了瓯骆人的饮食文化。考古发掘证明，瓯骆人有喜食水产、山珍的习俗，且早已知晓选用含高蛋白的动物食品。如今，壮族人民依然保持着这种饮食习惯，且经过烹调加工，将一般的食材制成了强身健体的药膳。关于壮族药膳，最早的文字记载应追溯到西汉时期。《淮南子·精神训》中记载："越人得髯蛇以为上肴，中国得而弃之不用。"唐代刘恂在《岭表录异》中记载橄榄，"生吃及煮饮，解酒毒"。到了民国时期，《昭平县志》中记载，"罗汉果味甜润肺；火症，用煲猪肺食，颇有效"。古籍亦有瑶族人民懂得用草药防治疾病的记载。早在宋代《齐东野语》中有"方春时，瑶女数十，歌啸山谷，以寻药挑菜为事"；在《肇庆府志》《南中纪闻》《黔记》等古籍中记载"依深山以居，刀耕火种，以砂仁、芋、楠、漆、皮、藤为利""善识草药，取以疗人疾，辄效""耕作之暇，入山采药，沿寨行医"。据《赤雅·卷下》载："蒟酱，瑶峒中家家有之，以荜茇为主，杂以香草，味虽佳，不足为异耳。"可见瑶族先民平常就有食用蒟酱的习惯。不仅如此，瑶族人民还善于将养生防病的经验，提炼成朗朗上口的山歌，进行传播和推广，如："二月初一鸡屎糕，四肢湿痹预防好，三月清明黄花饭，肝炎目赤治效高。四月初八枫木香，枫枝插门户户唱，糯米饭同韭菜炒，不畏湿气与岚瘴……"

壮瑶族药膳的形成

壮瑶族药膳是中医药膳大家庭中的一个分支。特殊的少数民族特点，不同的历史、地理、生态环境、饮食文化、民族医药文化等因素造就了具有民族特色及区域特色的壮瑶族药膳，使其既有中医药膳的共性又有民族药膳的特性。长期以来，壮瑶族人民对天然药物和食物资源进行了大量的总结和发掘，充分利用资源优势将其融合到日常生活和饮食习惯上。如《后汉书·马援传》形容岭南地区“出征交趾，士多瘴气”，故人们常服“薏苡仁”以防治瘴疾；又如壮族多痧证，人们习惯用“解三热”的青蒿嫩苗切碎煎鸡蛋食用，以防治痧证发热；瑶族人民喜居深山地区，湿冷的气候使他们形成“打油茶”的饮食习惯，以对抗山区的寒湿之气；在广西都安瑶族自治县，猫豆是当地政府大力提倡种植的保健食品，它富含左旋多巴，可以有效地增加人体的多巴胺含量，有延缓衰老和预防帕金森病的作用。壮瑶族地区的人民更是在生产和生活的长期实践中，接触和认识了各种可食用的动物，包括猪、牛、羊、鸡、鸭、鹅等，认识到动物有良好的补益作用，尤其对于妇女、儿童和老人而言，能起到很好的治疗效果，正所谓“扶正补虚，必用血肉之品”，充分体现出“药食同源”“药补不如食补”的思想。

壮瑶族药膳的特点

壮瑶族药膳是壮瑶族人民利用当地动植物（包括药物）资源制作的，具有养生保健和防治疾病功效的特殊膳食。壮瑶族人民很早就认识到饮食对人体的健康和疾病防治具有不同的作用，在日常生活中，人们往往会将一些医药经验和知识运用到饮食中。随着人们对药膳养生保健功能和防治疾病要求的不断提高，药膳的制作也必然走向规范化和市场化。壮瑶族自身的医药理论即可作为壮瑶族药膳的理论基础。

壮瑶族药膳是在壮医、瑶医辨证配膳理论指导下，由药材、食材和调料三者精制而成的一系列既有药物功效又有菜肴美味，用以防病治病、强身益寿的特殊膳食。壮瑶族药膳具有天然药物绿色环保、副作用小，制作简易方便，且经实践验证疗效切实等优势，既可饱腹充饥，又美味可口，同时兼具一定的治疗和养生功效。

壮瑶族药膳文化经过几千年的积累，在吸收继承其他民族与地区相关文化的基础上，保持自我特色不被同化的同时，又有所创新，其丰富的饮食养生模式充分体现出其因时、因地、因人制宜的民族防治疾病特色。壮瑶族人民聚集地以山地、丘陵为主，气候炎热，人民体力劳动繁重，出汗多，耗能大，因而食物大都具有补益缓和、扶正祛邪的作用。除此之外，壮瑶族人民还会根据不同节日选择不同食物，用于养生保健和防病治病。如最能代表广西壮族饮食的五色糯米饭，壮族人民喜用密蒙花、红蓝草、枫树叶等新鲜草药制作五色糯米饭，这些药草一般在每年的农历三月三期间才能摘取。因此，采用传统制作方法的壮族五色糯米饭具有比较明显的季节性。最能代表广西瑶族饮食的油茶，使用的茶叶经炮制后可以保存较长时间，因此，瑶族打油茶几乎不受季节的限制，所以在许多瑶族群众的饮食习惯调查中，编写人员发现他们几乎天天喝油茶，更有甚者餐餐离不开油茶。除此之外，瑶族人民在烹饪方面，制作药膳时常采用蒸、煮等简单的烹制方式，不仅保留了食物的原始风味，还能够最大程度地避免其营养成分流失。

壮瑶族药膳的烹调，多以保持食材和药材的特性为主，使食物与药物的性味紧密结合，更好地发挥其治疗和保健的作用；烹饪时多使用蒸、炖、煮、煲等；此外，为了增加药膳的色、香、味，还会加入一定的调料进行烹饪。壮瑶族药膳在选材用料、制作方法等方面均各具特色，不仅用料独特，选材自然，而且味道鲜美，成本低廉，是广西壮族和瑶族人民的家常美食和待客佳品。

壮瑶族药膳的发展近况

自 1988 年以来，广西多个地区陆续推出了一批壮瑶族药膳菜肴，如壮族五色糯米饭、瑶族打油茶以及药膳小吃、火锅等，受到了人民群众的广泛好评，壮瑶族药膳也慢慢地登上了大雅之堂。2013 年始，本书编写团队深入到金秀、靖西、武鸣、忻城、马山、贺州、富川、恭城、灌阳、南丹、东兰、凤山、巴马、都安、大化等广西壮瑶民族聚集地区实地调查，持续性地对广西常见的壮瑶族民间药食两用药物资源及药膳进行考察和总结。2017 年，广西中医药学会药膳食疗专业委员会宣布成立，这对中医、壮瑶医药膳的研究与发展具有积极作用。2020 年，本书主要编写人员根据多年来对广西壮瑶民族地区进行实地调研的经验，出版《壮瑶族养生药膳本草》一书，让广大群众更好地了解壮瑶族药膳及其防病治病的知识。2022 年 10 月，广西第一届中药壮瑶药药膳大赛在首府南宁成功举办，大赛以“传承药膳文化，助力健康广西”为主题，营造了浓厚的壮瑶族医药传统文化氛围，探索了中药壮瑶药药膳推广应用，充分发挥了壮瑶药膳在养生保健疗疾中的特色优势，是壮瑶族药膳在现代社会中的新发展、新探索。2023年，广西民族医药协会药膳专业委员会成立，本着为挖掘与整理药膳文化搭建平台，也为群众食疗养生、增强体质提供参考的宗旨，继续推动中医、壮瑶族药膳事业向前发展。2023年，为充分发挥中药壮瑶药药膳在推进大健康产业发展中的特色优势，推进广西中医药壮瑶医药产业高质量发展，自治区卫生健康委、自治区中医药管理局等4部门联合下文，共同开展广西首届“十大药膳”及“区域民族特色药膳”的遴选工作。经过广泛、严格的专家评审和集中遴选，广西“十大药膳”及“区域民族特色药膳”评选结果于2023年7月在首届广西中医药产业大会上正式公布，选出了一批受众面广、味道可口且具有养生作用，有地域代表性，能助推本土中药种植业发展，易于产业转化的药膳产品。

综上所述，壮瑶族药膳在多年发展中形成了家庭药膳、餐馆药膳、街头药膳、工业药膳等多种生产经营形式，壮瑶族药膳正在逐步地进入人民群众的日常生活之中。让我们共同期待“寓药于食”，“上膳若医”的千年药膳能尽显魅力，大放异彩！

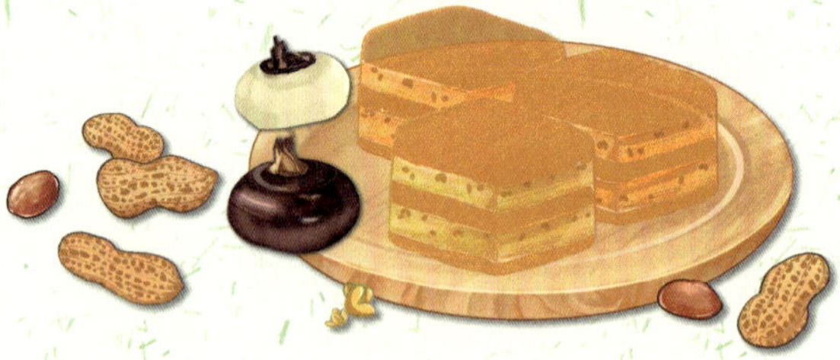

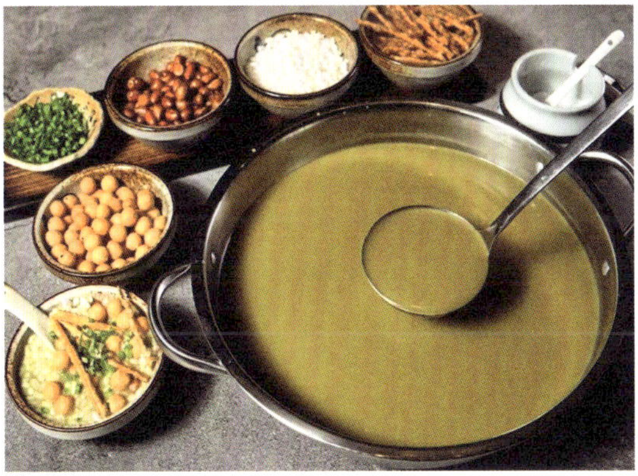

养生爽神——瑶族打油茶

扫一扫 看教程

本草记载

茶叶

《广群芳谱》:“神农尝百草,日遇七十二毒,得茶而解之。”《新修本草》:“主瘘疮,利小便,去淡(痰)热渴……主下气,消宿食。”《本草拾遗》:“破热气,除瘴气。”《本草别说》:“治伤暑,合醋治泄泻,甚效。”《日用本草》:“除烦止渴,解腻清神。炒煎饮,治热毒赤白痢;同芎藭、葱白煎饮,止头痛。”

生姜

《药性论》:“主痰水气满,下气;生与干并治嗽,疗时疾,止呕吐不下食。”《食疗本草》:“治转筋、心满。止逆,散烦闷,开胃气。”《日用本草》:“治伤寒、伤风、头痛、九窍不利。”《本草拾遗》:“汁解毒药,破血调中,去冷除痰,开胃。”

民间故事摘录

瑶族打油茶的来源可以从瑶族传唱的山歌“高山养育千瑶寨，绿水浇润万花香。瑶王虽去山依旧，御茶记事留古方”中一探究竟。清朝乾隆皇帝比别的皇帝都长寿，活了89岁。有一次他问广西籍的宰相陈宏谋（桂林临桂人）：“听说你们广西的瑶族人寿命都很长，有过百岁的，是吃了什么长生不老的东西啊？”陈宏谋道：“没有什么长生不老的东西，只是每天爱喝油茶。”后来，陈宏谋就叫广西的瑶王亲自带着上等的高山瑶茶和方料，到都城给乾隆皇帝熬油茶。乾隆皇帝喝了几碗后，立马感觉浑身特别舒畅，精神焕发，于是高兴地提起御笔，给广西瑶王写了“爽神汤”三个字。

还有另外一个故事。三国时期蜀汉丞相诸葛亮南征孟获时，孟获的八个老婆其中一个被杀了，剩下的七人惊慌失措，逃往深山老林之中，由于没有食物，有六个都先后饿死了，最后一个爬到一个瑶族人住的茅屋边。当地人见她还有一丝气息，给她喂了一碗油茶，保住了她的性命，这天正好是农历三月初三。孟获的这个老婆经此一难，难以忘怀，回家以后便天天打油茶吃，并在每年农历三月初三举行油茶会，以示纪念。现如今恭城瑶族自治县每年都在世界茶日的前后举办油茶文化节。

药材档案

茶叶

【别名】苦茶、茗、荈、苦梌、腊茶、茶芽、芽茶、细茶等。

【来源】为山茶科山茶属植物茶 *Camellia sinensis*（L.）O. Kuntze. 的芽叶。春、夏、秋均可采集，焙制。

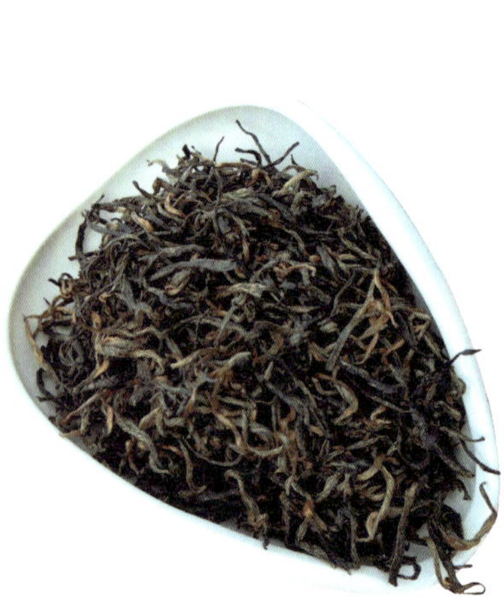

茶叶

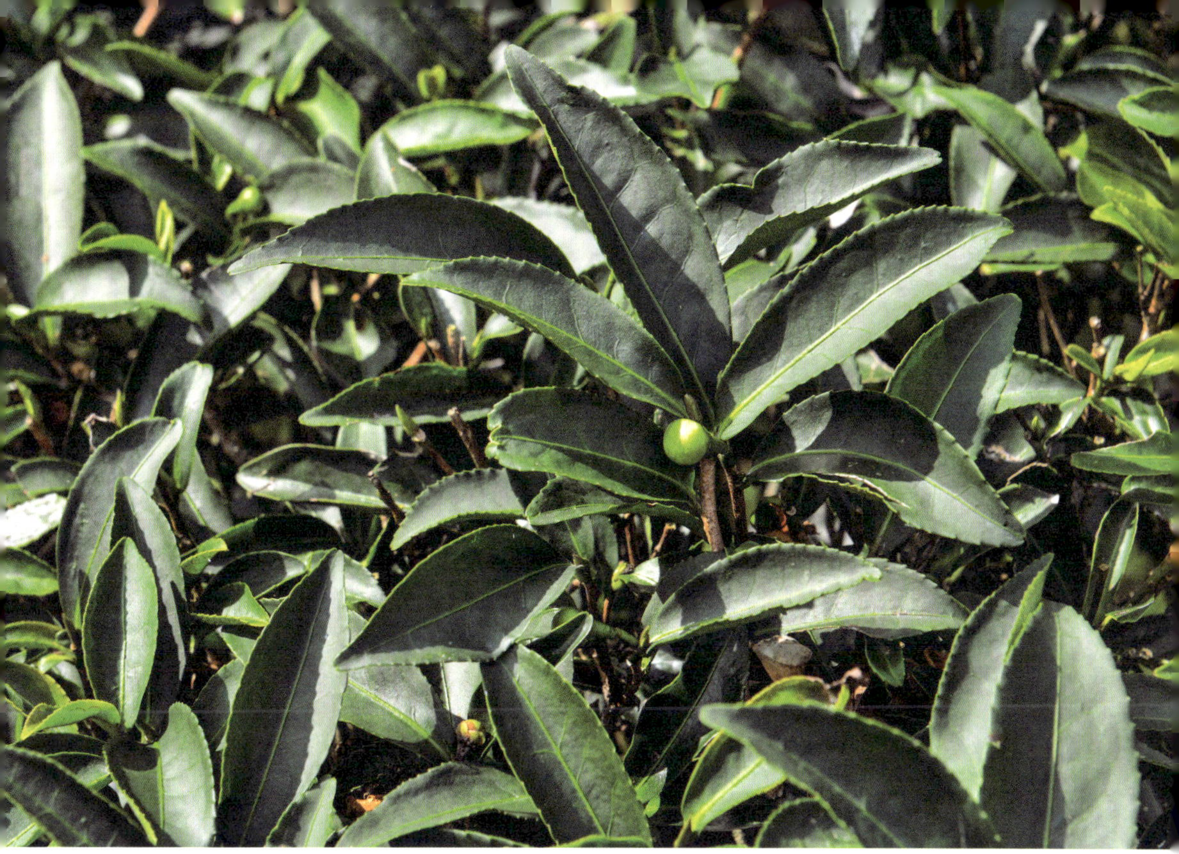

茶叶

【产地】原产于我国南部山地。现广西、江苏、安徽、江西、湖北、四川、浙江、贵州、云南等地均有栽培。

【化学成分】以茶多酚、咖啡碱为主，含少量的茶碱、可可豆碱和黄嘌呤等。

【药理作用】具有兴奋神经中枢、扩张血管、利尿等作用。

【性味归经】中医：苦、甘，微寒；入心、肝、脾、肺、肾经。瑶医：苦、涩、甘，微寒。

【功效主治】清头目，除烦渴，化痰，消食，利尿，解毒。用于治疗头痛、目昏、多睡善寐、心烦口渴、食积痰滞、痢疾。

【注】茶叶的神奇功效记载于《山家清供》中，有“茶，即药也”的论断。可见，茶就是药，并为药书（古称本草）所收载。但近代的习惯，“茶药”一词仅限于方中含有茶叶的制剂。由于茶叶有很多功效，可以防治内外妇儿各科的很多病症，所以，茶是药，正如唐代陈藏器所强调的：“茶为万病之药”。

生姜

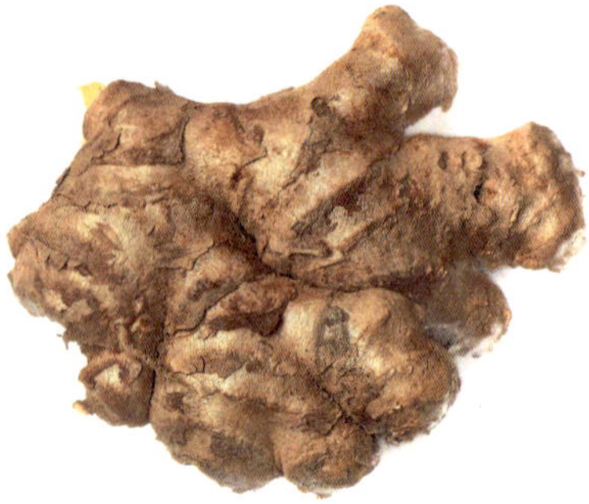

生姜

【别名】姜根、百辣云、勾装指、因地辛、鲜生姜等。

【来源】为姜科姜属植物姜 *Zingiber officinale* Rosc. 的新鲜根茎。秋、冬二季苗近枯萎时采收，除去须根和泥沙。

【产地】全国大部分地区有栽培。主产广西、广东、山东、四川、陕西等地。

【化学成分】主要含姜醇等油性挥发物、姜辣素、姜二酮、姜二醇，以及人体必需的氨基酸、蛋白质、脂肪、淀粉、粗纤维、胡萝卜素、维生素等。

【药理作用】有升压、抗菌、促进胃液分泌等作用。

【性味归经】中医：辛，微温；归肺、脾、胃经。瑶医：辣，微温。

【功效主治】解表散寒，温中止呕，化痰止咳，解鱼蟹毒。用于治疗风寒感冒、胃寒呕吐、寒痰咳嗽、鱼蟹中毒。

药膳制作

【药膳名称】瑶族打油茶

【药膳组方】（3 人份）茶叶（瑶民传统用搓制、发酵、火烘的绿茶）50 克，生姜 20 克左右，辅料（大蒜 3 瓣，炒花生米适量、葱白须、香菜、花生油、食盐、葱花、米花）。

【制作方法】

（1）茶叶用温水浸泡 10 分钟左右，再用清水淘洗、滤干，备用。

（2）茶锅倒入少量的花生油，待油烧热后，倒入生姜，用专业的油茶锤将生姜打碎，放入大蒜和葱白须，继续捶打 2 分钟，再放入花生米、香菜，反复用油茶锤捶打，其间，加入适量花生油，防止食材粘锅。之后，加入泡好的茶叶，用茶锤反复捶打按压使茶叶的汁液完全渗出。

（3）待茶叶炒到微焦黄，茶锅里有一层“茶胶”的时候，加入适量开水，水烧开后，继续煮 2 分钟，用油茶隔或滤网滤掉茶渣。

（4）加入适量的精盐，煮沸 3 分钟，油茶汤就熬好了。

（5）用汤勺将煮好的油茶汤盛入碗中，加入葱花和米花等，一碗香浓的瑶族打油茶即可食用。

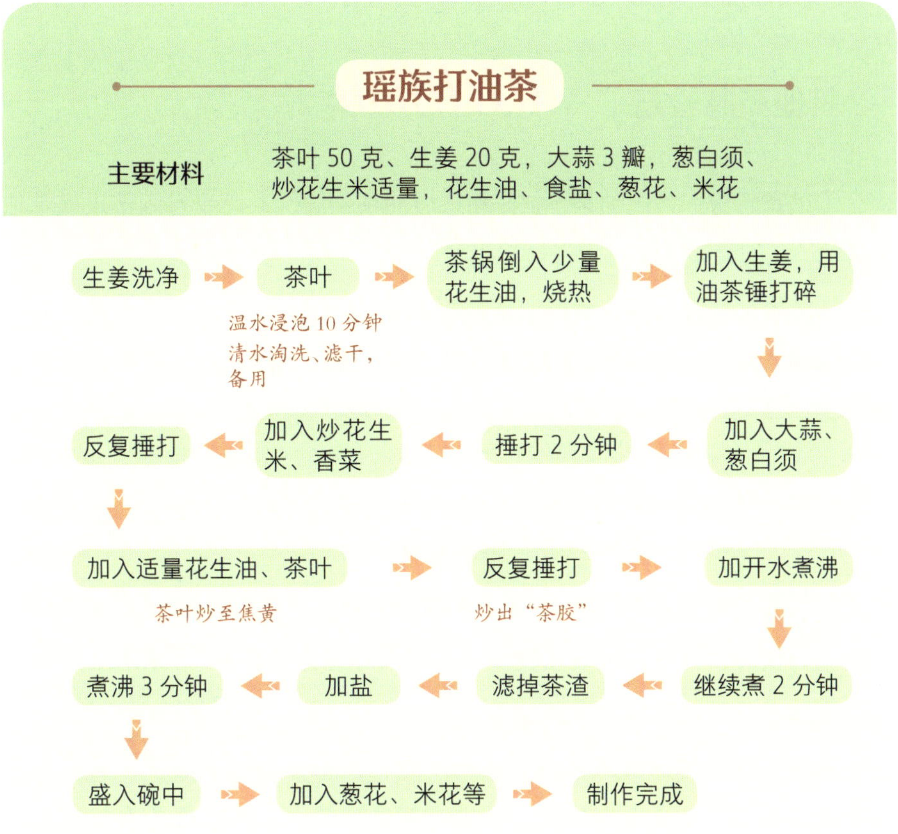

药膳制作流程图

【成品特点】瑶族油茶习俗已于 2021 年列入国家级非物质文化遗产代表性项目名录扩展项目名录。该药膳色泽呈金黄色或淡黄色不透明，气味芳香，辛辣回甘，食用时可根据个人口味，加入适量食盐。

【制作注意事项】瑶族打油茶的主要原料是生姜、茶叶，亦可在此基础上加入蒜米、花生米等配料，以丰富口感。打油茶的过程一定要加开水，不然成品颜色不佳。瑶族打油茶的经验总结“打油茶无法，水滚（开水）锅头辣（热锅）”，寥寥数语，便概括了瑶族打油茶制作的诀窍。

【功效】驱寒避瘴、提神醒脑、生津止渴、健胃消食。

【适用人群】大部分人群。

【使用注意】幼儿、睡眠不佳的人群慎用。

其他药膳验方

①风寒感冒：谷雨油茶（制作和恭城油茶相同，茶叶是谷雨节采摘单独存放的）三碗顿服，盖被发汗效果更佳。

②伤暑、头昏头痛：恭城油茶温服数碗。

③感冒发烧：恭城油茶每日三餐各喝一碗，并且取适量谷雨茶煎水食用。

西岭斋茶

在恭城瑶族自治县西岭镇一些偏远的村庄，至今还流行一种类似油茶的饮品，但使用次数比较少，当地人称其为“斋茶”。基本上是村上有红白喜事的时候煮来给客人饮用的。一方面，西岭斋茶制作简单，容易满足人数较多时的需求；另一方面，瑶家人办红白喜事，基本上是前后 3 天，大鱼大肉地吃，必须有解腻的茶水，主家还是希望客人多吃些，从这一方面也反映了恭城人民的热情好客。

制作工艺：用茶叶（淘洗干净）、紫苏、香菇（泡发洗净）、红辣椒（煨香去灰）、生姜（打油茶用量的三分之一），以上几味，轻轻翻炒片刻，加山泉水，像煎煮中药一样煮开 10 分钟左右，过滤即可，制作过程简单，饮用后有温胃散寒、解表去油腻的功效。

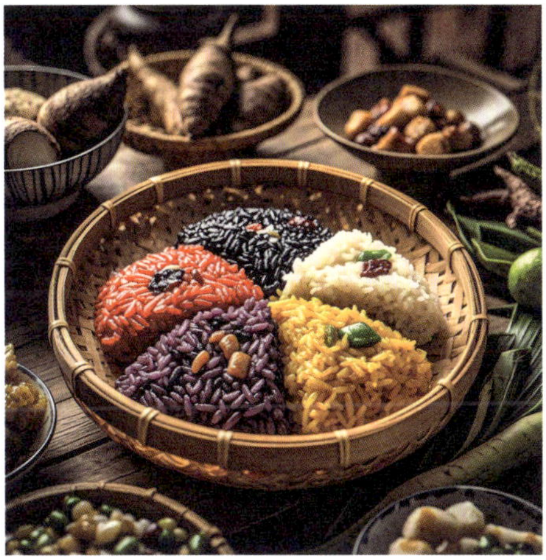

温中饱腹——壮族五色糯米饭

扫一扫 看教程

本草记载

密蒙花

《本草求真》："花开蒙密，故以蒙名。"《本草害利》："密蒙花，甘微寒，润肝燥，治目中赤脉，青盲云翳，赤肿眵眼，小儿疳气攻眼。"

枫叶

《本草纲目》中写道，枫叶可"治痈疽已成，擂酒饮，以滓贴之"。《岭南采药录》："取叶，连细枝煎水洗浴，治产后风、风瘫、风肿等症。"《广西中药志》："幼叶治痢疾。"

苏木

苏木原名苏枋，《本草纲目》中言，"主破血，产后血胀闷欲死者"。《本草拾遗》："主霍乱呕逆及人常呕吐，用水煎服之，破血当以酒煮为良。"《本草纲目》:“少用则和血，多用则破血。”《医林纂要》:“补心散瘀，除血分妄作之风热。”《本草经疏》:“祛一切凝滞留结之血。”

红蓝草

红蓝草有生血作用，清代《侣山堂类辩》曰:“红花色赤多汁，生血行血之品。”

民间故事摘录

五色糯米饭的来历源自一个有趣的传说。古时候，壮家村寨有个青年叫特侬，因父亲早已去世，他只能与瘫痪在床的母亲相依为命。特侬对母亲非常孝顺，怕母亲一人在家烦闷，有时上山砍柴或是下田插秧都背着母亲同去。每一次他都带着一大包母亲最爱吃的糯米饭放在身边，让母亲饿了可以随时吃，特侬母子的这一举动被一只山上的猴子察觉到了。

有一次，趁着特侬到山那边砍柴，猴子悄悄地溜到特侬母亲身边，把一大包热气腾腾的糯米饭抢走了，母亲无法动弹，只能眼睁睁地看着猴子抢走了糯米饭。一连几次都是这样，特侬有点无可奈何了。看着一边饿极了的母亲，特侬随手扯着身边的枫叶，想着要怎样才能不让猴子抢走糯米饭。突然，特侬发现自己扯枫叶的手被染上了黑色，顿时灵机一动，立即动手把树上的枫叶采回家，捣烂后用水浸泡，得出黑色的液汁，再将糯米放到黑液汁中浸泡。第二天，特侬将黑色的糯米捞起蒸煮，顿时一股清香弥漫全屋。母亲在屋里喊:“什么东西这么香啊?”特侬兴奋地说:“达咩（达咩是壮语，意思是母亲），这是黑色的糯米饭，多香多甜啊!”这一天正是农历三月初三。清晨，特侬带着母亲上山砍柴，他用芭蕉叶包着黑色糯米，并故意露出一点黑乎乎的颜色。猴子看见了这么一大团黑乎乎的东西，以为特侬在用什么毒物诱骗它，碰也不敢碰，便逃之夭夭了。

这一天，特侬吃了黑色糯米饭，口不干舌不燥，也不觉得疲倦，反而觉得浑身有力，砍到的柴更多了。从此，特侬和母亲上山砍柴，都带着黑色糯米饭，也用不着担心猴子把糯米饭抢走了。后来，壮家人都学着特侬，家家户户做起黑色糯米饭，后又逐渐用密蒙花、红蓝草等做成了黄色、红色、紫色糯米饭，逐步演变成了如今的五色糯米饭。五彩缤纷的五色糯米饭成为壮家人最爱吃的风味小吃之一。

药材档案

糯米

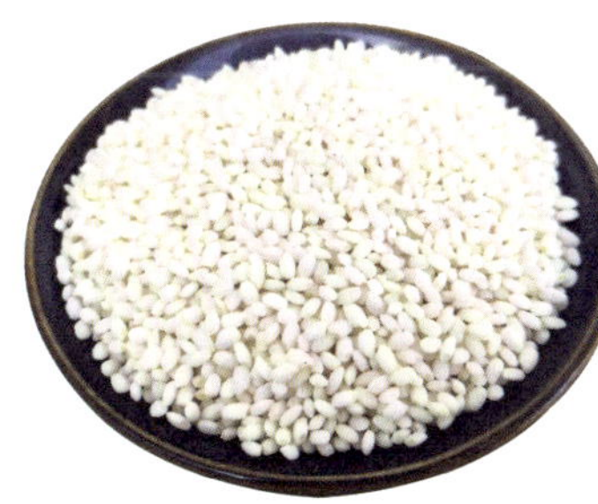
糯米

【别名】江米。

【来源】为禾本科稻属植物糯稻 *Oryza sativa* L. var. *Glutinosa* Matsum 的去壳种仁。

【产地】全国各地均有栽培。

【化学成分】含蛋白质、脂肪、糖类、钙、磷、铁、维生素 B_1、维生素 B_2、烟酸及淀粉等。

【药理作用】调和脾胃，补益中气，滋阴润燥，清热解毒。

【性味归经】甘，温；入肺、脾经。

【功效主治】补中益气，健脾止泻，缩尿，敛汗，解毒。用于治疗脾胃虚寒泄泻、霍乱吐逆、消渴尿多、自汗、痘疮、痔疮。

密蒙花

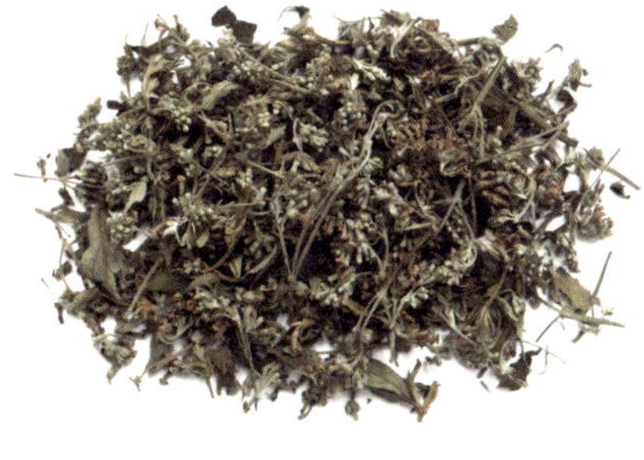
密蒙花饮片

【别名】蒙花、小锦花、黄饭花、疙瘩皮树花、鸡骨头花、蒙花树、黄花树等。

【来源】为马钱科醉鱼草属植物密蒙花 *Buddleja officinalis* Maxim. 的干燥花蕾和花序。

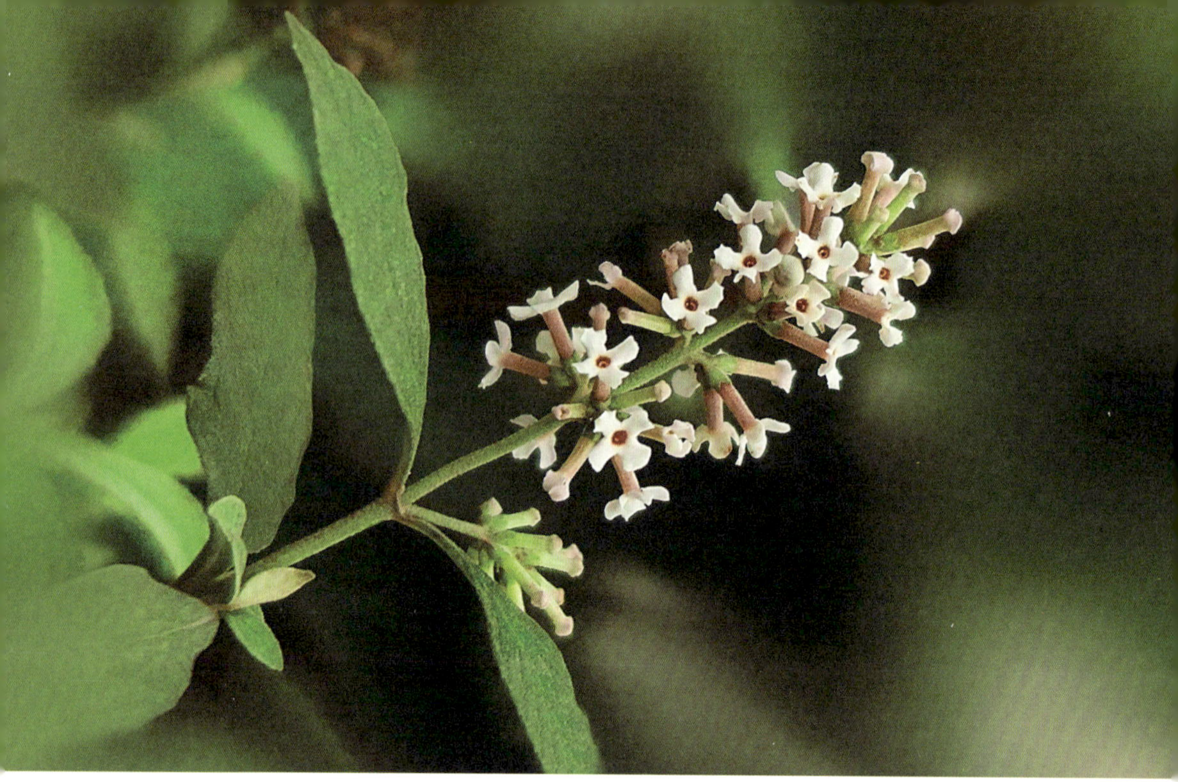

密蒙花

【产地】我国云南、贵州、四川、广西、福建、广东、湖南、湖北等西南、中南地区均有分布。

【化学成分】含黄酮类、挥发油、黄色素、三萜类、环烯醚萜苷类等多种化学成分。

【药理作用】具有抗炎、调节免疫力、降血糖、抗氧化、抗血管内皮细胞增生等作用。

【性味归经】中医：甘，微寒；归肝经。壮医：甜，微寒。

【功效主治】中医：清热泻火，养肝明目，退翳；用于治疗目赤肿痛、多泪羞明、目生翳膜、肝虚目暗、视物昏花。壮医：清热毒，明目，退翳；用于治疗火眼、眼生翳膜、视物昏花。

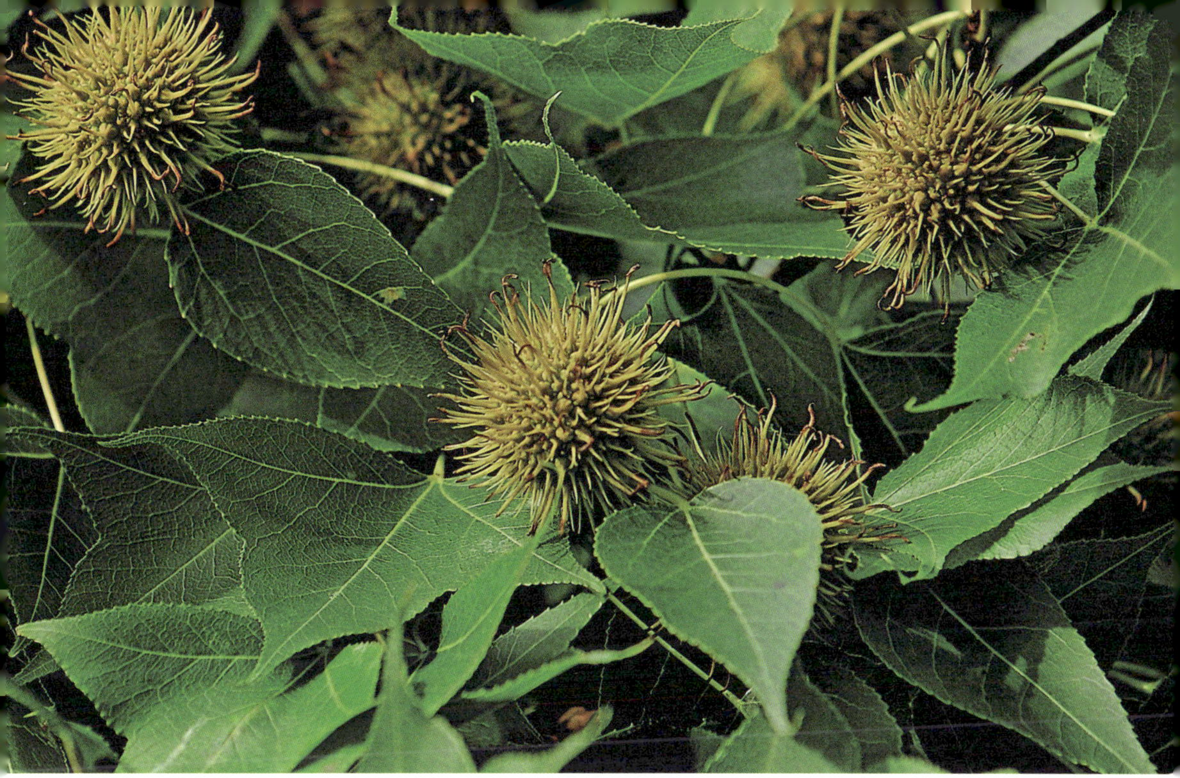

枫香树叶

枫叶

【别名】 枫香树叶、大叶枫叶、枫子树叶、鸡爪枫叶等。

【来源】 为金缕梅科枫香树属植物枫香树 *Liquidambar formosana* Hance 的叶。

【产地】 分布于全国大部分地区，北至河南，南至福建、广东，东至台湾，西至西南诸省。

【化学成分】 含糖、氨基酸、蛋白质、黄酮、有机酸、单宁、萜和酚等化学成分。

【药理作用】 具有镇痛抗炎，抗菌消炎，抗氧化，调节免疫系统等作用。

【性味归经】 辛、微苦，平；归肺、脾经。

【功效主治】 祛风除湿，行气止痛，解毒，止血。用于治疗腹泻、痢疾、胃痛吐血、咳血，外用治毒蜂蜇伤、皮肤湿疹创伤出血。

苏木

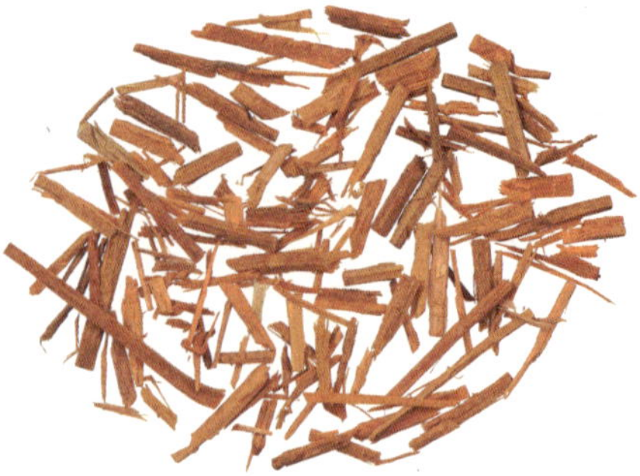
苏木饮片

【别名】苏枋。

【来源】为豆科云实属植物苏木 *Biancaea sappan*(L.)Tod. 的干燥芯材。

【产地】我国云南、贵州、四川、广西、广东、福建和台湾有栽培；云南金沙江河谷（元谋、巧家）和红河河谷有野生分布。原产印度、缅甸、越南、马来半岛及斯里兰卡。

【化学成分】含挥发油、苏木素、苏木酚等，芯材含色原烷类化合物。

【药理作用】具有抗肿瘤、免疫抑制、抗菌消炎、抗氧化及降糖等作用。

苏木

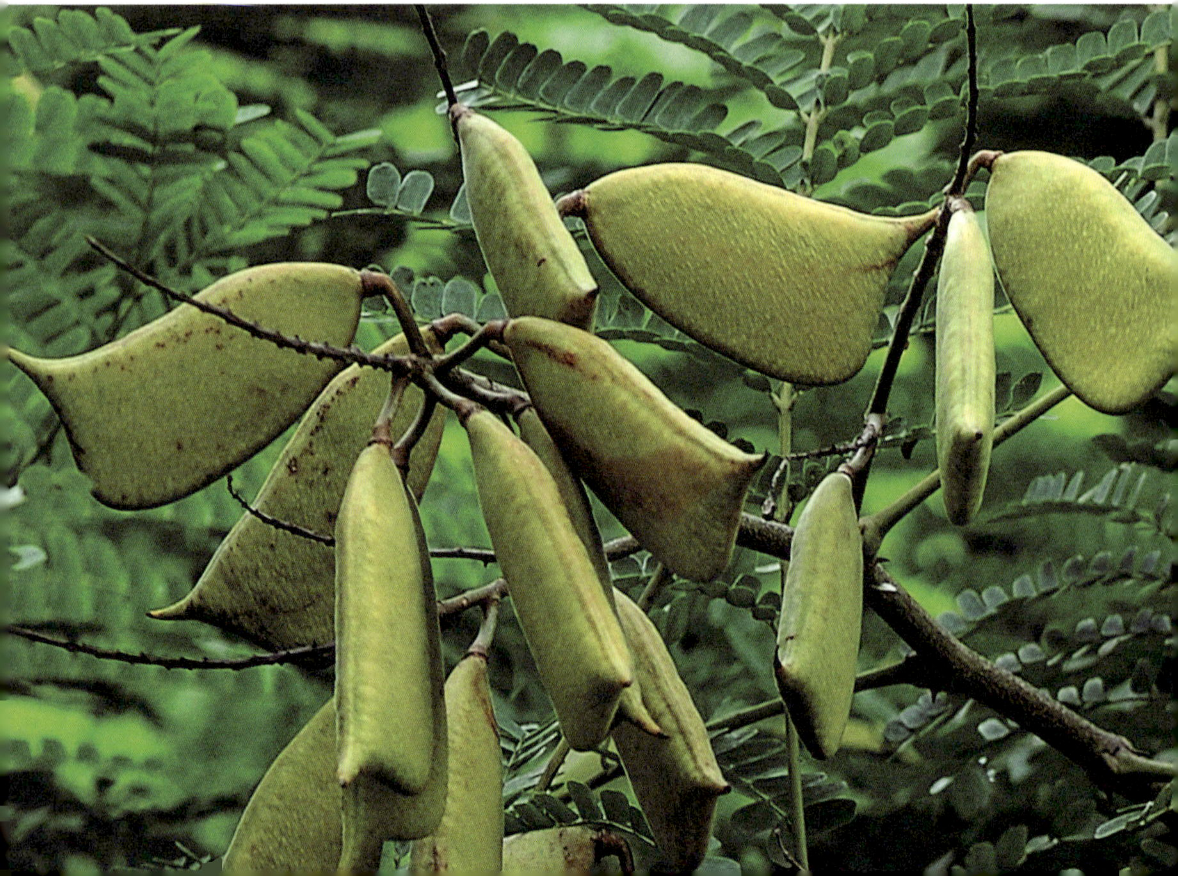

【性味归经】中医：甘、咸，微涩，气微，平；归心、肝、脾经。壮医：甜、咸、微辣，平。

【功效主治】中医：活血祛瘀，消肿止痛。用于治疗跌打损伤、骨折筋伤、瘀滞肿痛、经闭痛经、产后瘀阻、胸腹刺痛、痈疽肿痛。壮医：通龙路、火路，消肿止痛；用于腊胴尹（腹痛）、核尹（腰痛）、京瑟（闭经）、京尹（痛经）、发旺（痹病）、林得叮相（跌打损伤）、兵吟（筋病）、白癜风、阿意咪（痢疾）、破伤风、呗农（痈肿）、痂（癣）。

红蓝草

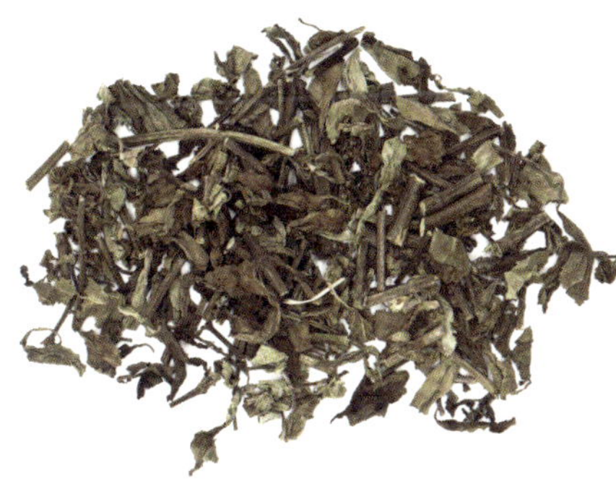

红蓝草饮片

【别名】山蓝、红兰、红蓝、紫蓝、青丝线、四川草等。

【来源】为爵床科植物红丝线 *Peristrophe roxburghiana*（Schult.）Brem. 的全草。

【产地】主要分布于广西、云南、海南、广东、福建、贵州、江西等南部地区，生长于路旁、水边及山谷中。

【化学成分】含黄酮类、生物碱类、苯丙素类、三萜类、甾体类、苷类及挥发油等化学成分。

【药理作用】具有抗氧化活性、保肝护肝、化痰、增强免疫力、降血压等作用。

【性味归经】甘、淡，凉；归肺经。

【功效主治】清肝降浊，利尿，清肺热止咳，散瘀，凉血止血，消肿止痛。用于治疗各种炎症，如尿道炎、妇科炎症、咽喉炎、乳腺炎、肺炎；民间多用于治疗毒蛇咬伤、中暑、扁桃体炎、伤风、气喘、小儿惊风；外用治跌打损伤肿痛。

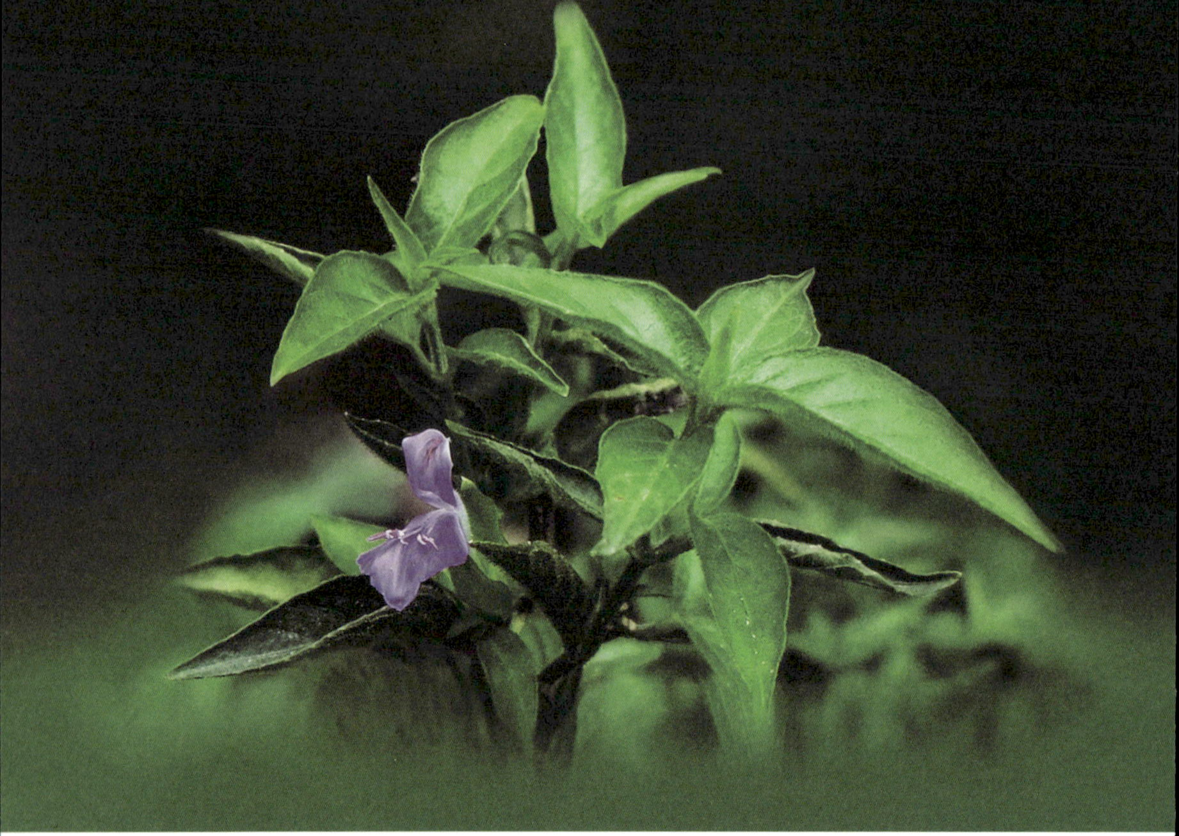

红蓝草

药膳制作

【药膳名称】壮族五色糯米饭

【药膳组方】糯米 1000 克，干密蒙花 100 克，枫叶 250 克，苏木 50 克，红蓝草 250 克。

【制作方法】

（1）煮

黄色染饭液：在密蒙花花期中后期采摘风干。用开水将密蒙花冲淋一遍，去掉灰尘及花枝上的绒毛，放入开水中煮 3 分钟捞出沥干，把第一遍水倒掉（第一遍熬制的密蒙花枝叶水会有轻微的苦涩味，会影响后面的口感），再将密蒙花重新放入锅中，加入水，大火烧开转小火煮 30 分钟，用过滤网过滤密蒙花的枝叶和杂质，放凉备用。

黑色染饭液：用新鲜枫叶及其嫩茎之皮，放在臼中捣烂，稍微风干后浸入一定量的水中，浸泡 12 小时后，把叶渣捞出滤净，即得枫叶染液。将干净无油的铁锅烧热，倒入枫叶染液。接着倒出染液，重新将锅烧热，再倒入染液，如此反复几次。最后等到锅中的染液温度下降到 50 摄氏度左右，备用。

红色染饭液：苏木泡水 30 分钟，放锅里烧开煮出颜色，出汁后大火继续煮 5 分钟，将苏木捞出，备用。

紫色染饭液：将红蓝草切段，放进干净无油铁锅中，加水煮出颜色，将红蓝草捞出，备用。

（2）泡

黄色生糯米：黄色染饭液放入糯米，浸泡 10 ～ 12 小时捞出沥干。夏季 10 小时、冬季 12 小时。

黑色生糯米：趁黑色染饭液温热时放入糯米，浸泡 10 小时。

红色生糯米：趁红色染饭液温热时放入糯米，浸泡 6 小时。

紫色生糯米：趁紫色染饭液温热时，放入糯米，浸泡 10 小时。

白色生糯米：糯米用冷水浸泡 10 小时。

（3）蒸

将浸泡好的糯米沥干，风干 15 分钟，上蒸锅前，拌入少许食用油。把纱布打湿后拧干水分，铺在蒸笼上，放入糯米饭摆出五色造型，蒸锅上汽后，小火蒸约 1 小时。

壮族五色糯米饭

主要材料 糯米 1000 克，干密蒙花 100 克，枫叶 250 克，苏木 50 克，红蓝草 250 克

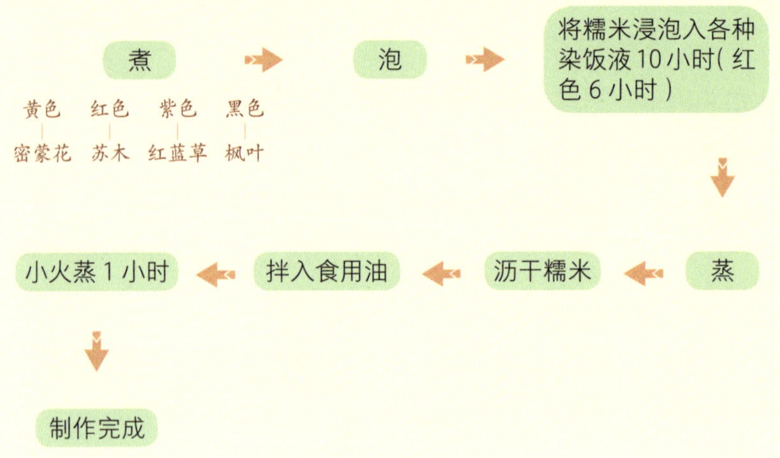

药膳制作流程图

【**成品特点**】经过植物染色后的糯米饭，不仅色泽艳丽，颗粒饱满，而且软糯的米饭裹着植物的清香，令人食欲大增。

【**制作注意事项**】选择优质糯米、天然植物色素、植物油等原材料。糯米洗净后一定要浸泡足够长的时间，才能更快地煮熟以及更好地上色。蒸糯米饭时要注意火候，保持小火慢蒸，以免糯米蒸糊影响口感。

【**功效**】具有强身健体、温胃饱腹、补充营养及能量等作用。五色糯米饭原料丰富，含有膳食纤维、蛋白质、钙、碳水化合物、铁、脂肪、钠、钾等营养成分，人食之能“坚筋骨、益肠胃、能行、补髓”。

【**适用人群**】大部分人群。

【**使用注意**】幼儿及脾胃不好、消化不良等人群少食。

其他药膳验方

①护肝明目：将一汤匙干燥的密蒙花用开水冲泡10分钟左右，可以根据个人口味加入适量的红糖或蜂蜜。

②活血通络止痛：取鸭蛋，加水500毫升煮熟，去壳后与苏木再煮约30分钟，去苏木即可食用。

③活血调经：将红蓝草煎制后加红糖调味，趁热服用。用于女性月经不调以及经期腹痛等常见病的治疗，在月经期间应该停止服用。

④清肺润燥：摘下密蒙花小朵，洗净，放入榨汁机搅碎，加入糯米粉、适量水、白糖，搅拌成糊状，放入蒸锅蒸20分钟左右，成糕状，切片食用。

益气补虚——五指毛桃鸡汤

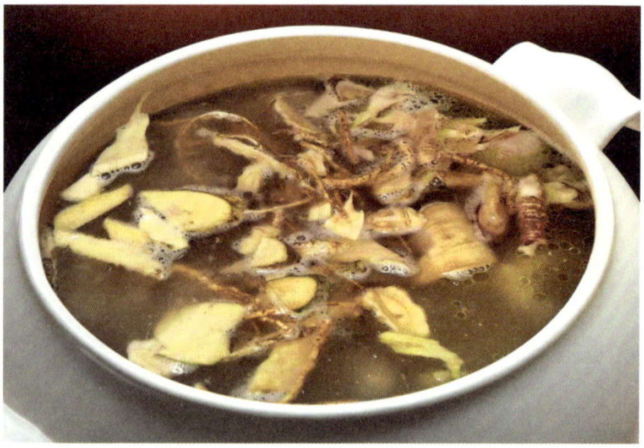

扫一扫　看教程

本草记载

五指毛桃

《岭南采药录》："五爪龙，别名五龙根，火龙叶，木本，其叶五歧，有毛，而气清香。"1977 年版《中华人民共和国药典》收录五指毛桃，记载："味辛、甘，平。健脾益气，化湿舒筋。用于脾虚浮肿，自汗，风湿痹痛，腰痛。"《广西本草选编》："益气固表，化痰，通乳，舒筋活络。治病后虚弱，产后无乳，肺虚咳嗽，盗汗，腰腿痛，风湿痛，慢性肝炎。"

黄花倒水莲

广州部队后勤部卫生部《常用中草药手册》："滋补强壮，散瘀消肿。治劳损性腰腿痛，跌打损伤，急慢性肝炎。"《广西中草药》："补气血，壮筋骨。 治病后虚弱，产后血虚，脾虚水肿。"

民间故事摘录

五指毛桃

相传有个杨姓郎中，养了一只小灵猴，常年跟着郎中上山采药。有一次，杨郎中在采药时摔伤了，虽用药后恢复很快，但因失血过多，还是感觉全身乏力。小灵猴就跑出去采来一种叶子像佛手的粗叶榕，杨郎中闻到这粗叶榕的根部特别香，而且当味道窜进鼻子时，有一种提神醒脑的舒服感，他认定这是个好东西，就让妻子宰杀一只老母鸡与采摘回来的粗叶榕分成多次炖服。杨郎中喝汤吃肉数次后，觉得体力恢复很明显。后来，杨郎中偶然的机会到岭南游历，才发现粗叶榕在岭南就叫“佛掌榕”或者“五爪龙”，在民间应用已经有一定的影响力。因为杨郎中一直把养的小灵猴当成自己的第五个孩子，平常特别爱吃桃子，而且这种草药的叶子又是以五片最为多见，所以他就为这草药起名“五指毛桃”。

黄花倒水莲

传说，从前有个秀才，勤奋上进，知书达理，还是邻里街坊口中出名的孝子。一天，秀才外出回家时，看到母亲躺在床上特别虚弱，说话也比以前小声了。秀才心急如焚却也无能为力，不知如何是好。于是，他在村里四处奔走寻求解决的办法。终于，村里有个郎中过来，看过秀才母亲后说：“山上有一种草药，叶面深绿色，背面淡绿色，花瓣正黄色，果实倒心形至圆形，黄绿色。这种草药不仅可以治愈你母亲的疾病，更能让你母亲延年益寿。”听完，秀才立马起身去山上采摘郎中说的药材，皇天不负有心人，找了整整两天，终于找到了郎中所说的药材，回来煎汤让母亲内服，不久后母亲果然可以下床活动了。又连续吃了一段时间，母亲的身体恢复如初。这种草药便是黄花倒水莲。

黄花倒水莲在民间素有“南方人参”之称，它的药性和功效与人参有很多相似之处，除可入药之外，根茎可用来煲汤，在南方地区是常用的炖汤料，有益气补血之效，汤水甘味如参，又比人参多了一层木本的香气。一般上了年纪的老人几乎都认识它。在过去的困难年代，一些农村妇女刚生完小孩没几天，就可以下地劳作，很大程度上得益于黄花倒水莲的功劳。因为以前在农村生完小孩坐月子时，都要喝 1 ～ 2 周黄花倒水莲炖鸡汤。此外，新鲜的黄花倒水莲叶子还可以炒来泡茶，其色碧绿，入口甘香。

药材档案

五指毛桃

【别名】五指牛奶、土黄芪、土五加皮、五爪龙、五爪风、母猪奶。

【来源】为桑科榕属植物粗叶榕 *Ficus hirta* Vahl 的干燥根。全年均可采挖，除去泥沙，洗净，再除去细根，趁鲜时切成短段或块片，晒干。

【产地】主要分布于广东、海南、广西、福建、云南等地。

【化学成分】根中含有机酸、氨基酸、三萜、香豆精、生物碱等。

【药理作用】具有抑菌、提高免疫力、镇咳祛痰、耐缺氧缺血、抗氧化、护肝、抗炎镇痛等作用。

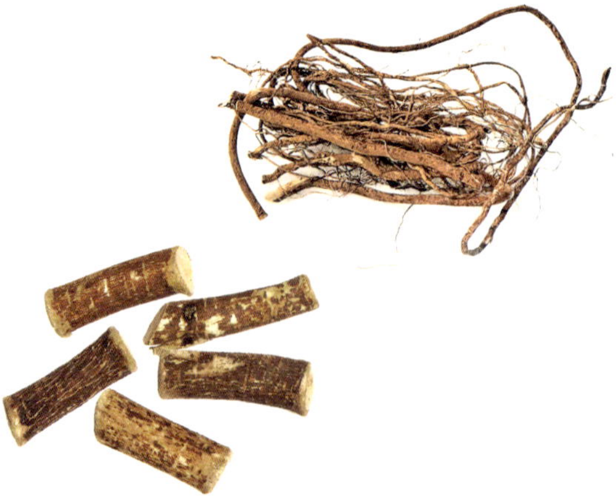

五指毛桃药材

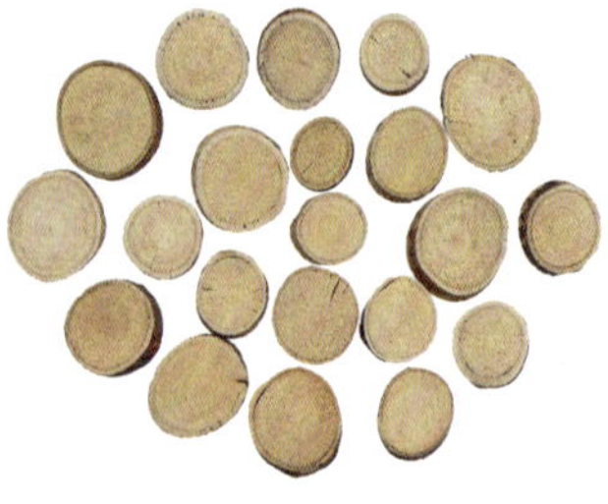

五指毛桃饮片

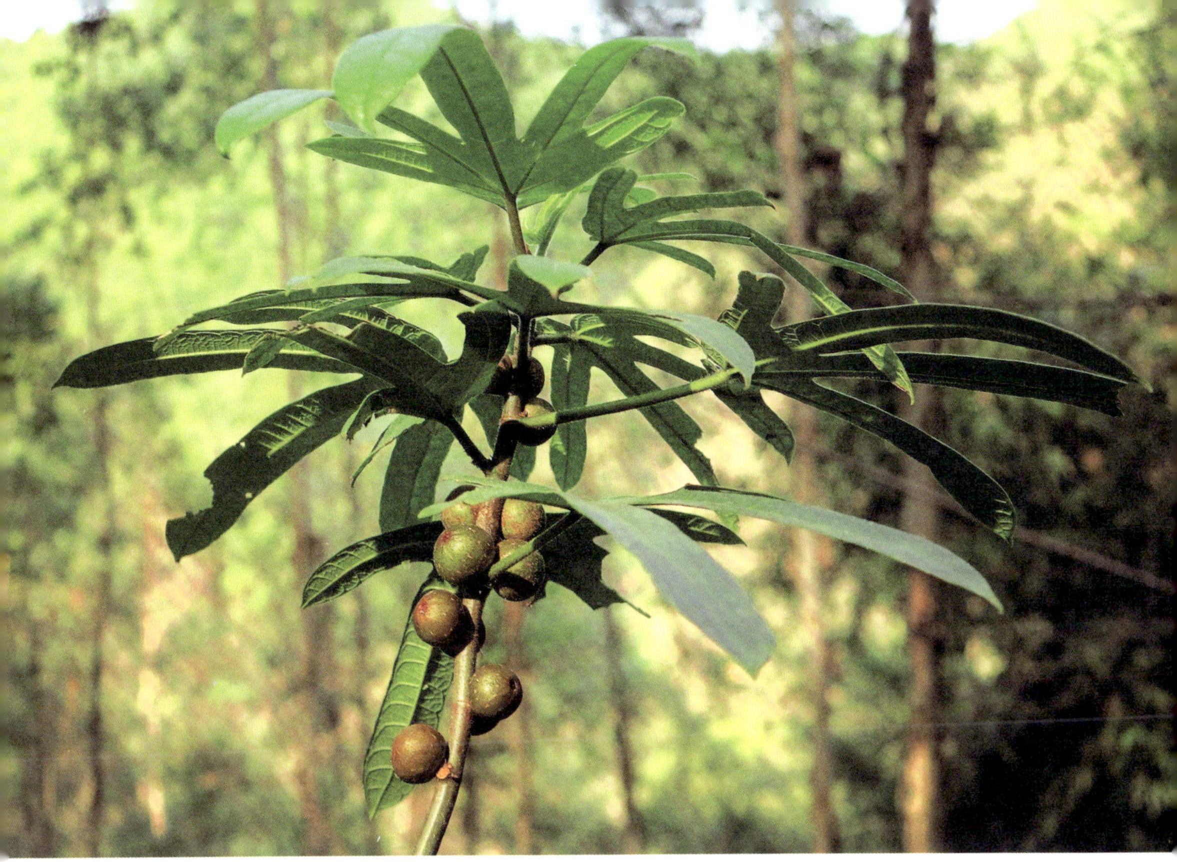

五指毛桃

【性味归经】甘，平；归脾、肺、胃、大肠、肝经。

【功效主治】中医：健脾益气，行气利湿，舒筋活络。用于治疗脾虚浮肿、食少无力、肺痨咳嗽、盗汗、带下、产后无乳、风湿痹痛、水肿、腹胀、肝胆湿热、跌打损伤。

壮医：除湿毒，补气虚，通水道。用于发旺（痹病）、核尹（腰痛）、笨浮（水肿）。

瑶医：健脾益气，化湿舒筋，行气止痛，止咳化痰，补肺通乳。用于治疗免黑身翁（脾虚浮肿）、哈路（肺结核）、哈紧（慢性支气管炎）、篮虷（慢性肝炎）、篮硬种翁（肝硬化腹水）、卡西闷（寒性胃腹痛）、崩毕扭（风湿性心脏病、风心病）、崩闭闷（风湿骨痛、类风湿性关节炎）、疟没通（乳汁不通）、荣古瓦崩（产后风）、本藏（贫血）、港脱（脱肛）、病后及产后虚弱。

黄花倒水莲

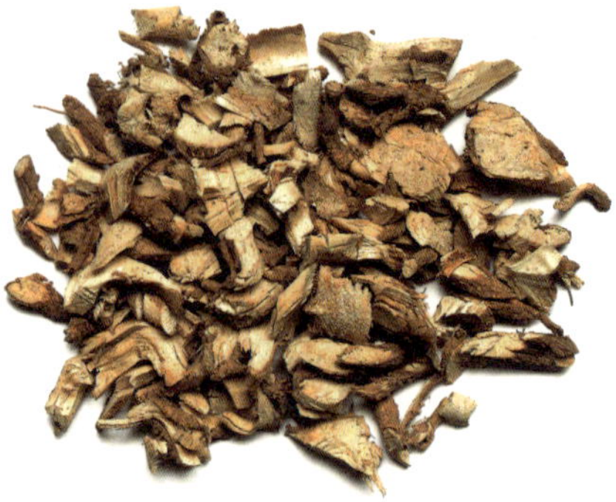

黄花倒水莲饮片

【别名】黄花参、鸡仔树、吊吊黄、黄花吊水莲、观音串、黄花大远志、黄花远志、吊黄、倒吊黄花、木本远志、倒吊黄、黄花金盏、观音坠、黄花鸡骨草、黄金印、念健、牛耳音、白马胎等。

【来源】为远志科远志属植物黄花倒水莲 *Polygala fallax* Hemsl. 的根或茎、叶。茎、叶春、夏采收，切段晒干；根秋、冬采挖，切片晒干。

【产地】分布于江西、福建、湖南、广东、广西、贵州、云南等地。

【化学成分】主要含有皂苷类、多糖类、酮类等化学物质。

【药理作用】具有调脂、抗炎、抗乙肝病毒、抗衰老、降压、增强免疫力等作用。

【性味归经】甘、微苦，平；归肝、脾、肾经。

【功效主治】中医：补益，强壮，祛湿，散瘀。用于治疗产后或病后体虚、急慢性肝炎、腰腿酸痛、子宫脱垂、脱肛、神经衰弱、月经不调、尿路感染、风湿骨痛、跌打损伤。

壮医：补气血，壮筋骨。用于治疗体弱血虚、气血不足等。

瑶医：滋补肝肾，养血调经，健脾利湿。用于治疗荣古瓦流心黑（产后体虚）、本藏伯公梦（贫血头晕）、篮虷（急慢性肝炎）、哈路怒哈（肺痨咳嗽）、布醒蕹（肾炎性水肿）、辣给昧对（月经不调）、辣给闷（痛经）、别带病（带下病）、尼椎改闷（肾虚腰痛）、篮榜垂翁撸（肝脾肿大）、谷瓦卜断（子宫脱垂）、港脱（脱肛）和桨蛾（乳蛾、扁桃体炎）。

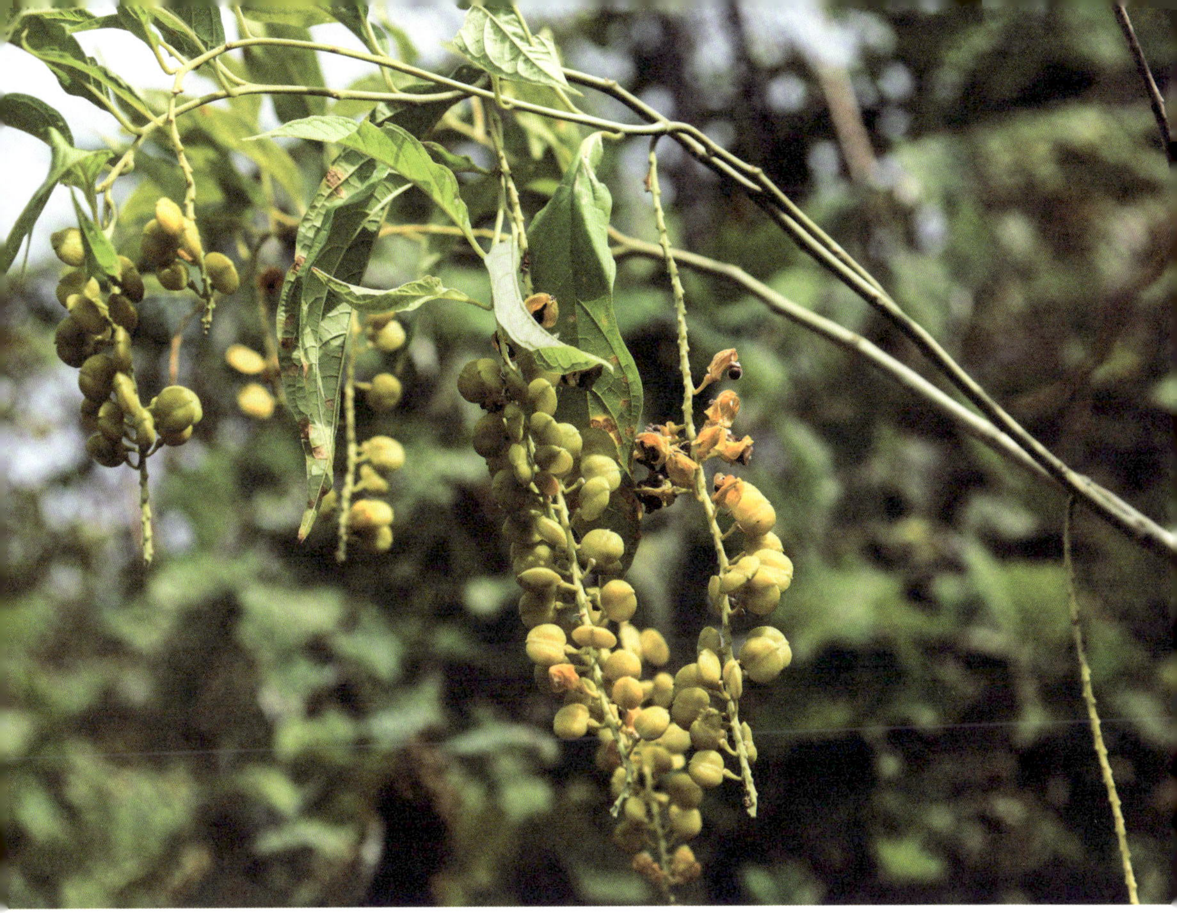

黄花倒水莲

药膳制作

【药膳名称】五指毛桃鸡汤

【药膳组方】五指毛桃 30 克，黄花倒水莲 30 克，鸡肉 800 克，食盐、生姜适量。

【制作方法】

（1）五指毛桃、黄花倒水莲、鸡肉用清水洗净，沥干备用。

（2）清水烧开，放入鸡肉和生姜，大火烧开，撇去浮沫。

（3）加入五指毛桃及黄花倒水莲。

（4）大火煮开后转小火慢熬 30 分钟，加入适量食盐，至汤色变成乳白色后即可出锅。产后妇女或素体胃寒者，可在出锅后加入适量胡椒粉。

五指毛桃鸡汤

主要材料 五指毛桃 30 克，黄花倒水莲 30 克，鸡肉 800 克，食盐、生姜适量

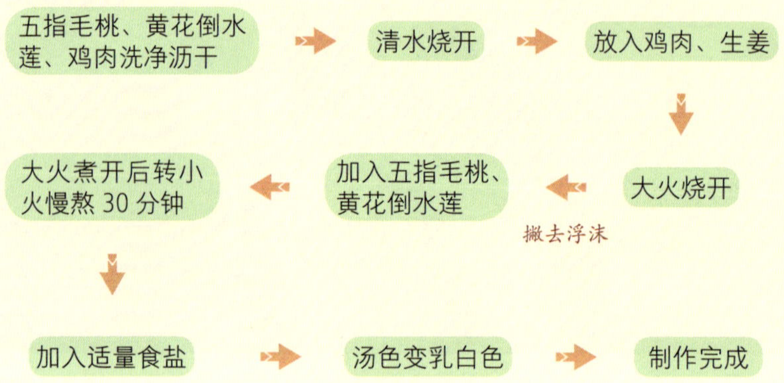

药膳制作流程图

【**成品特点**】汤品色白如奶，有天然椰香味，入口香浓顺滑，无中药味。

【**功效**】益气补虚抗疲劳，提高免疫力，促进病后或产后康复。

【**适用人群**】产后妇女、体弱、气虚血虚以及脾胃虚寒等人群。

【**使用注意**】五指毛桃单次用量不可过大，服用过量易引起不适，不宜长期食用；胃火旺盛者慎用；孕妇、幼儿慎用。

其他药膳验方

①治慢性支气管炎：五指毛桃杏仁汤。取五指毛桃 50 克，炒苦杏仁 10 克，猪骨适量或老母鸡一只。五指毛桃泡水 30 分钟后加入猪骨或者老母鸡，将炒苦杏仁一起放入砂锅中，大火烧开，转小火煲 1.5 小时即可。

②治产后无乳：五指毛桃猪脚汤。取五指毛桃 60 克，猪脚 500 克。五指毛桃泡水 30 分钟后与猪脚一起放入砂锅，大火烧开，转小火煲 2 小时即可。

③治男性肾虚：取黄花倒水莲 60 克，杜仲 15 克，猪腰 2 个。将猪腰洗净剖开去筋膜，切片后与黄花倒水莲、杜仲共炖服。

④治病后体弱，气血亏虚：取黄花倒水莲 30 克，项鸡 1 只，共炖服。

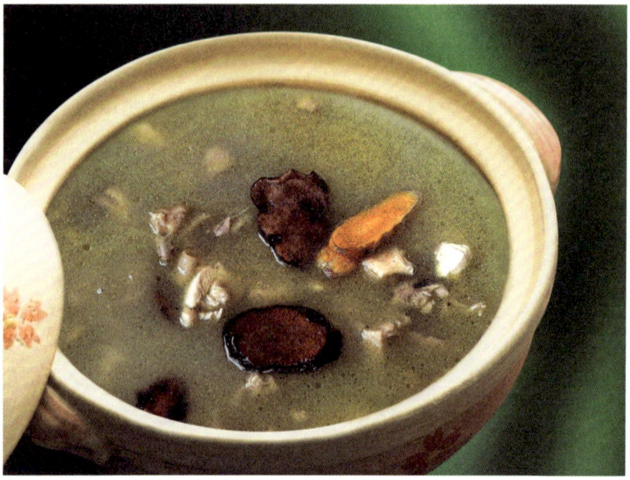

补虚解郁——黄姜鸡汤

扫一扫　看教程

本草记载

黄姜 / 姜黄

《本草经疏》中记载黄姜：“姜黄，其味苦胜辛劣，辛香燥烈，性不应寒。……苦能泄热，辛能散结，故主心腹结积之属血分者。兼能治气，故又云下气。总其辛苦之力，破血除风热，消痈肿，其能事也。”《本草求原》曰：“姜黄，益火生气，辛温达火化气，气生化则津液行于三阴三阳，清者注于肺，浊者注于经、溜于海，而血自行，是理气散结而兼泄血也。”《本草正义》：“姜黄始见《唐本草》，称其辛苦大寒，藏器已辨其非，谓辛少苦多，性热不冷，则《唐本》寒字，盖亦传写之误。”

民间故事摘录

相传，在很久以前，广西大明山深处住着一个年轻的猎人，他的父亲在他年幼时便因病去世，此后他和母亲相依为命。

一日，这个年轻的猎人独自一人进山打猎，在追逐猎物的过程中不幸跌下山坡摔成重伤，待众人找到他时已是天黑。

由于他家住在大山深处，加之家里贫困无钱就医，回家后这个年轻的猎人只得在家卧床休息，生活起居全由年迈的母亲照料。每每想到年迈的母亲为了照顾自己而憔悴了不少，这个年轻的猎人总想着要为母亲减轻负担，便心里负担很重，日子长了，连茶饭都不思。母亲见状心急如焚，一门心思想做些好吃的东西给儿子吃。家里虽然有野味，但是儿子不思茶饭，无法进食。

当地有一种香料叫做姜黄，由于长得像生姜，但是颜色比生姜黄，因此人称姜黄。姜黄辛香清淡，略带胡椒、麝香及甜橙与姜之混合味道，略有苦味，辛辣感，是平常百姓家里常用的调味料。为了让儿子增加食欲，母亲便将姜黄放在菜里。由于姜黄特异的香味，猎人终于胃口大开。说来也奇怪，在吃了姜黄炒的菜后，猎人身上的伤痛竟也一天天好了起来，不出半个月猎人的伤痛竟痊愈了。

此后，凡是跌打损伤造成伤痛时，猎人都会用姜黄炒菜吃。就这样一传十、十传百，附近的人们都知道姜黄可以治疗跌打损伤，瘀肿疼痛。后来，人们发现直接用姜黄煮水服用，或者炖鸡汤食用，止痛效果更好。慢慢地，姜黄就成了一种常用的中药。

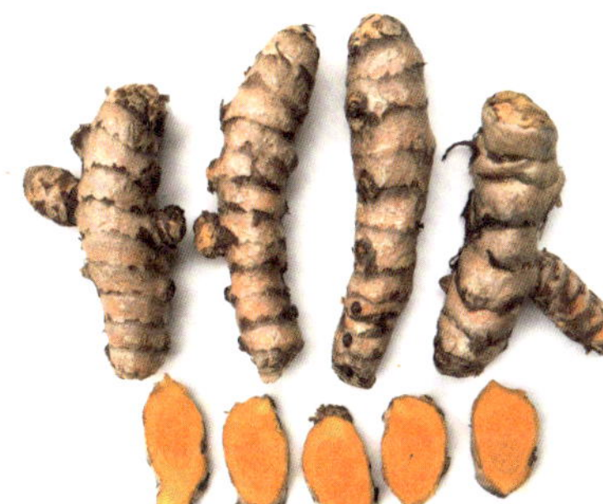

黄姜 / 姜黄药材

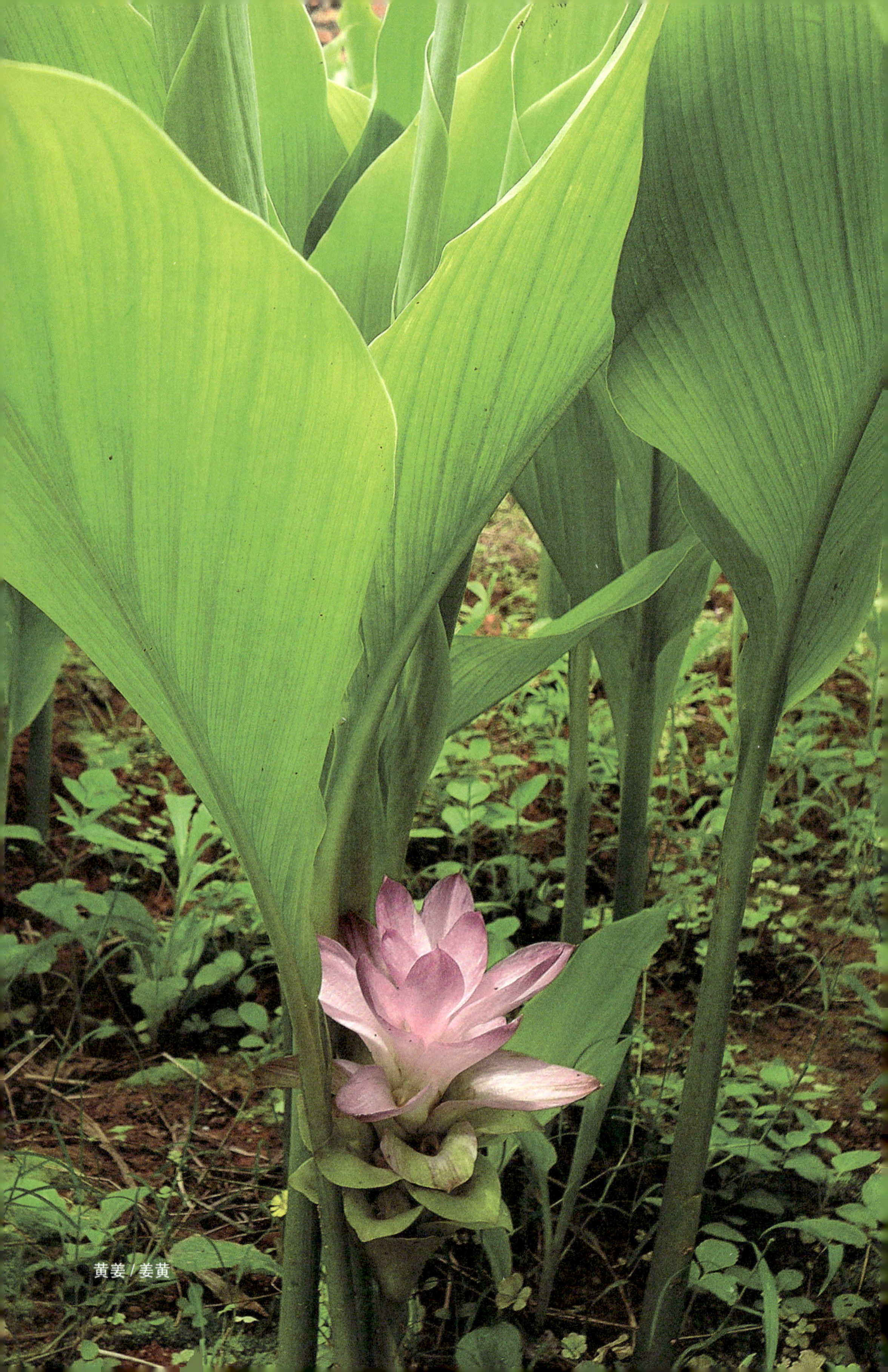

黄姜 / 姜黄

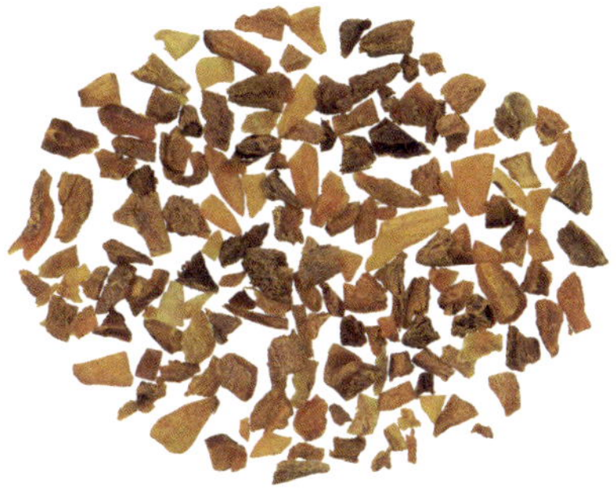

黄姜 / 姜黄饮片

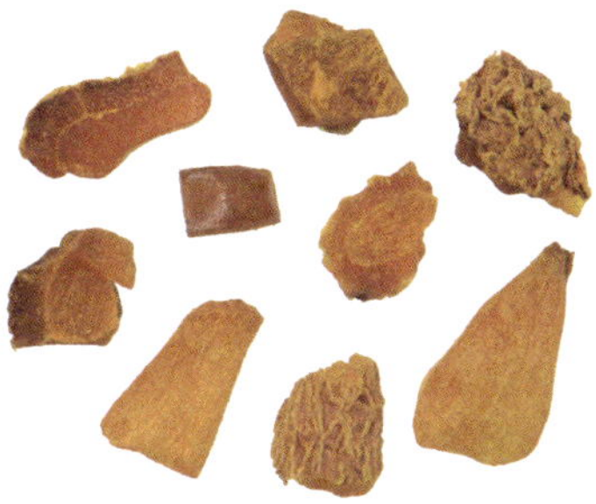

黄姜 / 姜黄饮片

药材档案

黄姜 / 姜黄

【别名】毛姜黄、宝鼎香、黄丝郁金等。

【来源】为姜科姜黄属植物姜黄 *Curcuma longa* L. 的干燥根茎。冬季茎叶枯萎时采挖，洗净，晒干，除去须根。

【产地】分布于福建、广东、广西、云南、四川、湖北、陕西、江西、台湾等地。

【化学成分】含挥发油，挥发油中含姜黄酮、姜油烯、水芹烯、1,8- 桉叶素、香桧烯、龙脑、去氢姜黄酮等。还含姜黄素及阿拉伯糖、果糖、葡萄糖、脂肪油、淀粉、草酸盐等。

【药理作用】具有利胆、降压、降血脂、抗肿瘤、抗炎、抗氧化、抗病原微生物、镇痛等药理作用。

【性味归经】中医：辛、苦，温；归脾、肝经。壮医：辣、苦，微热。

【功效主治】中医：破血行气，通经止痛。用于治疗胸胁刺痛、胸痹心痛、痛经、经闭、癥瘕、风湿肩臂疼痛、跌扑肿痛。

壮医：调龙路、火路，调气，止痛。用于治疗胸胁痛、京瑟（闭经）、癥瘕、发旺（痹病）、林得叮相（跌打损伤）、活邀尹（颈椎病）。

药膳制作

【药膳名称】黄姜鸡汤

【药膳组方】黄姜 30 克，土鸡 1 只（约 1250 克），食盐、黑胡椒粉、清水适量。

【制作方法】

（1）将清洗干净的土鸡放入锅中，加入黄姜，再加入适量清水。

（2）大火炖煮，待水烧开后撇去浮沫。

（3）盖上锅盖，小火慢炖 1 小时，加入适量食盐和黑胡椒粉即可出锅。

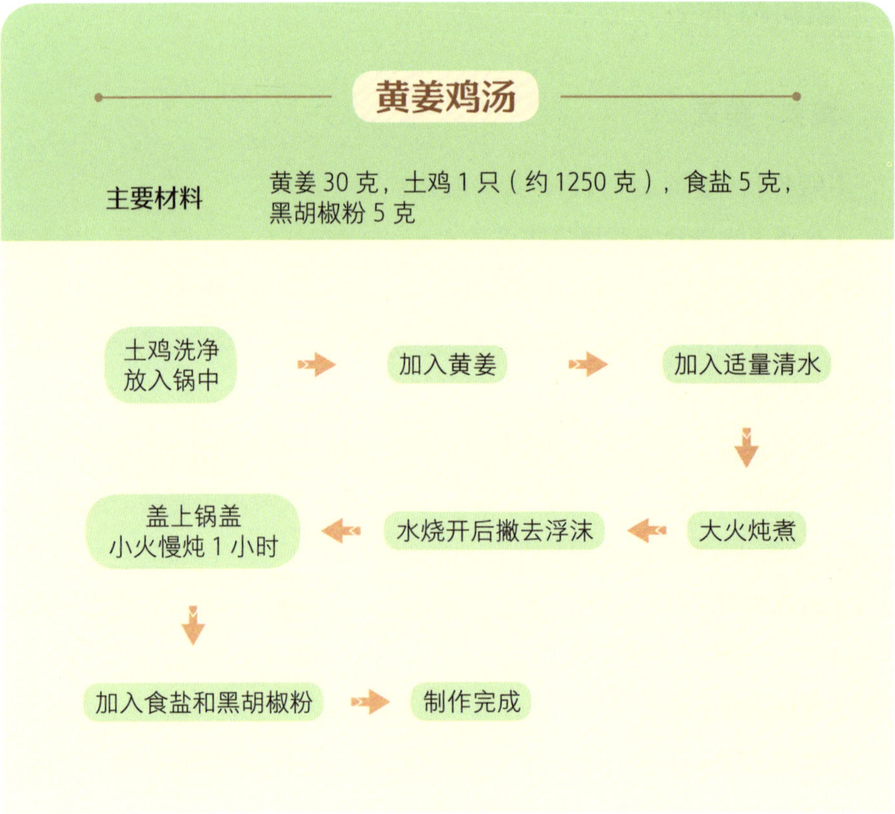

药膳制作流程图

【成品特点】味道清爽，汤香鲜美。

【制作注意事项】若习惯先腌制再做汤者，腌制鸡肉时食盐要放足，在熬汤时不用再次放食盐，这样可以保证口感；若习惯爆炒鸡肉再做汤者，一定要把油滤干净，这样可以保证汤水不油腻。

【功效】行气化瘀、清心解郁、利胆退黄、补血益气。

【适用人群】大部分人群。

【使用注意】阴虚失血、无气滞血瘀者及孕妇慎食。

其他药膳验方

①消腹水：取田七 6 克，桂郁金 9 克，乌鸡 500 克，料酒 10 克，生姜 5 克，葱 5 克，食盐 5 克，大蒜 10 克。乌鸡放入蒸盆内，加入生姜、葱，在鸡身上抹匀料酒、食盐；再把田七、桂郁金放入鸡腹内，注入清水 300 毫升，把蒸盆置蒸笼内，大火蒸 50 分钟即成。

②治月经病（月经紊乱、痛经）：取木香 10 克，桂郁金 15 克，熟地黄 15 克，杜仲 15 克，乌鸡 500 克。乌鸡切块汆水；药材提前用清水浸泡 15 分钟；然后所有材料一起放入汤煲，加入清水约 2000 毫升，大火煲沸后转小火慢熬 1 小时即成。

③治高血压、高血脂：取粳米 100 克，荷叶 20 克，桂郁金 15 克，山楂干 30 克，冰糖 5 克。将粳米、山楂、荷叶洗净；把一整张荷叶撕成小块，放入开水中煎煮，再放入桂郁金，搅拌至浸泡在水中，用大火煮 10 分钟左右；把煮透的荷叶和桂郁金都捞出来，把山楂、粳米和冰糖放进用荷叶和桂郁金熬出的汤汁里，大火煮 20 分钟，再改小火煮 10 分钟即成。

④治产后乳汁溢出：取柴胡 10 克，桂郁金 10 克，莲子（去心）15 克，粳米 100 克，白糖适量。莲子捣成粗末，粳米淘洗干净。将柴胡、桂郁金放入锅中，加适量清水煎煮，去渣，加入莲子、粳米煮粥，待粥熟时，加入白糖调味即成。

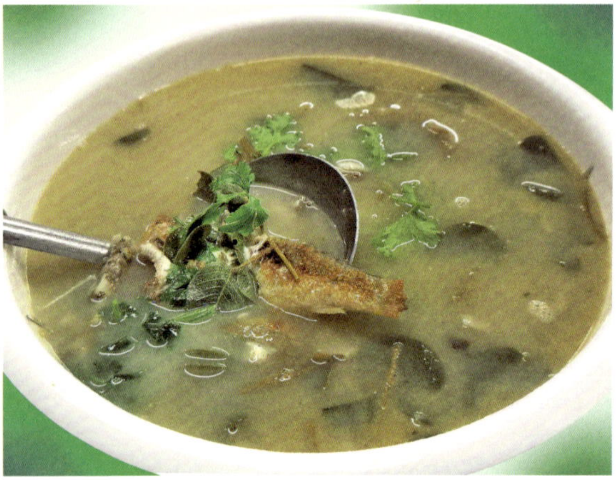

利湿排石
——广金钱草杂鱼汤

扫一扫　看教程

本草记载

广金钱草

《南宁市药物志》:“行气，活血，消积聚。治小儿疳积，肾及膀胱结石，咳嗽，乳痈。”《广西中药志》:“清虚热，降火，治砂淋。”《广东中药》:“平肝火，利水，通淋，清湿热。治肾结石，睾丸炎，吐血，肝热黄疸，瘰火核，肺燥。”广州部队后勤部卫生部编的《常用中草药手册》:“治肾炎浮肿，尿路感染，尿路结石，胆囊结石，黄疸型肝炎。”

民间故事摘录

从前，有一对恩爱的乡下夫妻，结婚五年，育有一子，日子过得幸福美满。可是有一天，年轻的丈夫突然因胁腹胀痛而死。妻子为此痛不欲生，但又觉丈夫死得蹊跷，于是请来一位名医检查丈夫的死因。医生对死者进行了解剖，最终从他的胆囊里取出了一块小石头，并断定是这石头作祟，“疼”死了病人。

妻子深切怀念丈夫，便把这石头放在一个用线织成的网兜里，整日带在身边。那年夏天，她为生计每天上山砍柴，半月下来，忧郁加疲劳使她累倒了。看着年幼的孩子，想起丈夫，她心灰意冷，不由又拿出小石头抚摸，这时她却奇怪地发现石头小了许多。她来了精神，立即去请教医生，医生问罢又思索良久，怀疑她砍柴时遇到了能消石的药草，于是和她快步上山去寻个究竟。

他们发现，在她砍柴的地方，长满了一种有着圆状心形绿叶、开淡紫色小花的药草，并最终确定就是这种药草使石头缩小了。后来医生遇到同类病人反复验证，均有效果。在那个年代，区区药草能治如此重症实属珍贵，而那妻子对亡夫的痴情更是珍贵，贵于金钱啊。于是，医生便把这种药草称作“金钱草”。

药材档案

广金钱草

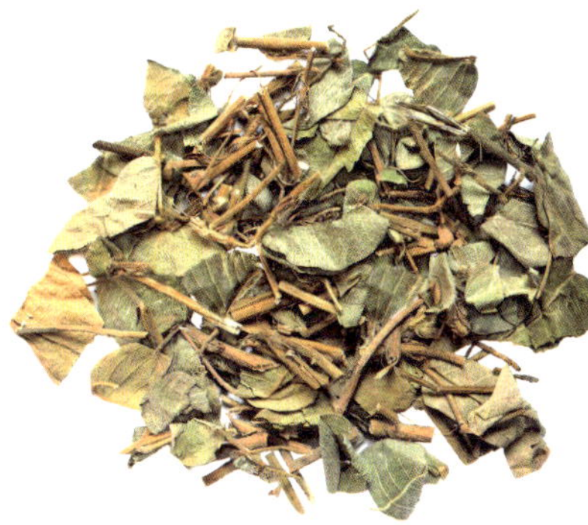

广金钱草饮片

【别名】落地金钱、铜钱草、马蹄香等。

【来源】为豆科假地豆属植物广金钱草 *Grona styracifdia*（Osbeck）H. Ohashi & K. Ohashi 的干燥地上部分。夏、秋二季采割，除去杂质，晒干。

【产地】主要分布于广西、广东、福建、湖南等地。

【化学成分】含黄酮类、生物碱类、鞣质、多糖等，此外还含有众多挥发性成分、皂苷、有机酸等。

【药理作用】具有排泌尿结石、松弛血管平滑肌、利尿、抗炎、镇痛、

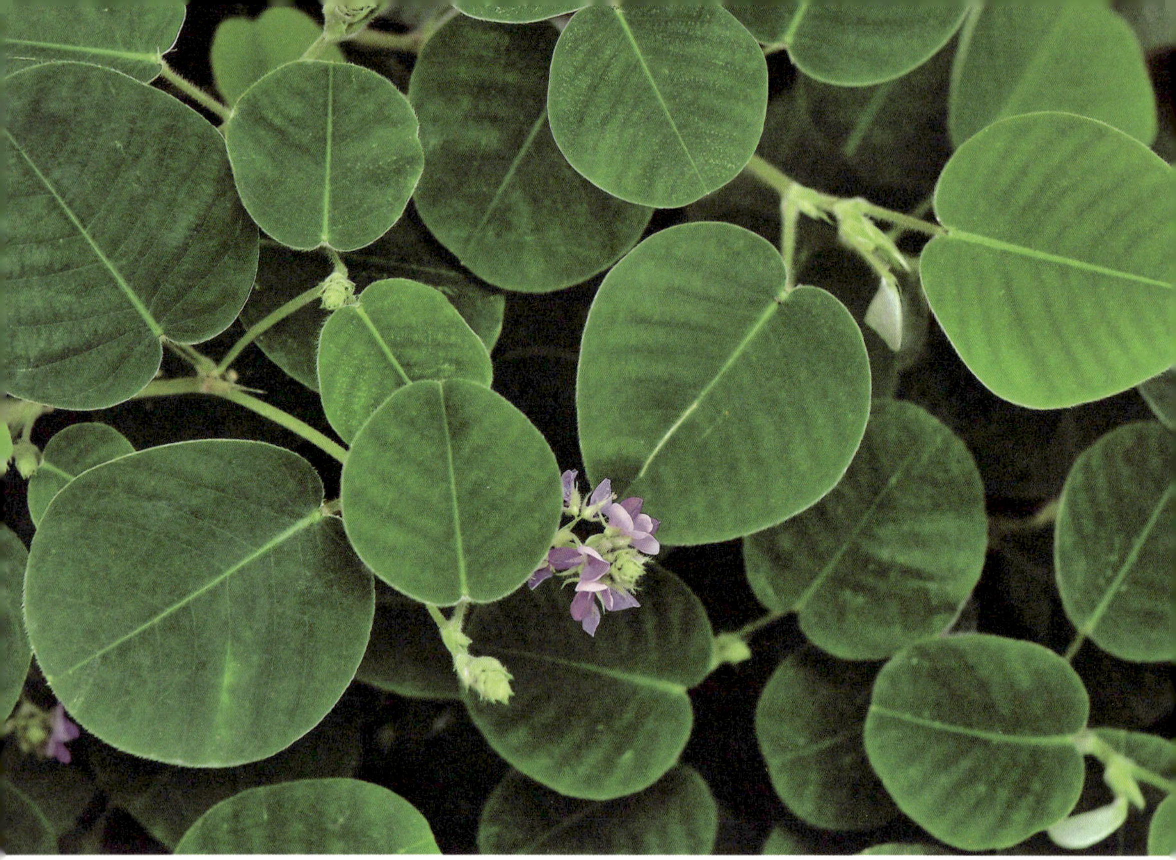

广金钱草

益智、利胆等作用。

【性味归经】甘、淡，凉；归肝、肾、膀胱经。

【功效主治】中医：利湿退黄，利尿通淋。用于治疗黄疸尿赤、热淋、石淋、小便涩痛、水肿尿少。

壮医：利水道，除湿毒，解热毒，排结石，消积滞。用于治疗肉扭（热淋）、砂淋、石淋、笨浮（水肿）、尿少、胆囊结石、能蚌（黄疸）、喯疳（小儿疳积）、呗衣（痛肿）。

药膳制作

【药膳名称】广金钱草杂鱼汤

【药膳组方】新鲜杂鱼500克，广金钱草30克，猪骨头汤3升，葱、生姜和食盐适量。

【制作方法】

（1）油下锅烧热后，放入杂鱼，小火煎至两面金黄。

（2）加入猪骨头汤，再把广金钱草、葱、生姜洗净，切块，放入锅内。

（3）大火烧开，煮 10 分钟，汤成去渣，食盐调味，即可出锅。

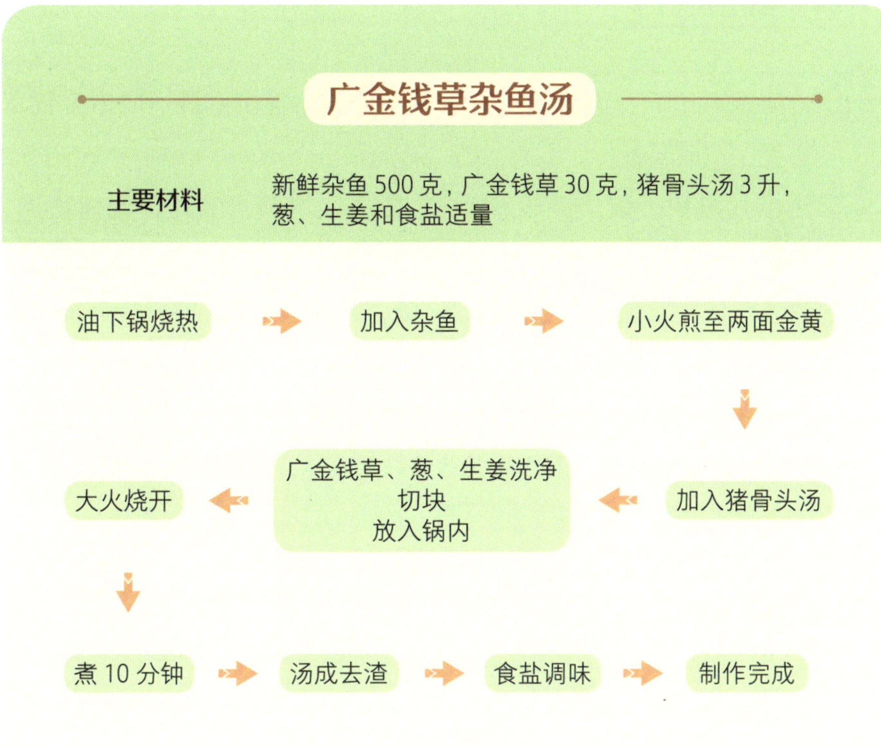

药膳制作流程图

【成品特点】汤底醇厚，入口滑润，甘甜鲜美。

【制作注意事项】

（1）杂鱼要用小火慢慢煎，如大火煎易焦糊，汤产生焦味，口感不佳。

（2）制作鱼汤需大火烹制，汤色才能呈奶白色。

（3）金钱草性寒，外感风寒、脾胃虚寒、肾阳虚衰等证者不宜单味药大量长期服用。孕妇慎食。

【功效】杂鱼补脑益髓，广金钱草能利尿排石、宽胸理气、清热泻火。

【适用人群】适用于尿路结石、排尿不利、尿少、胆道结石等人群。

【使用注意】脾胃虚寒、气虚体弱者慎食。

其他药膳验方

①治泌尿系结石，胆囊结石，黄疸型肝炎，肾炎水肿：取广金钱草50～100克，水煎服。

②治小儿疳积：取广金钱草15～20克，水煎当茶饮，或同瘦肉、猪肝蒸食。

③治荨麻疹：取新鲜广金钱草750克，生盐100克，共捣烂外搽。另取广金钱草100克，水煎服。

④治胆囊炎：取广金钱草30克，鸡内金9克，水煎服。

⑤治口腔炎及喉头炎：取广金钱草15～30克，煎水冲蜂蜜服。

⑥治乳腺炎：取广金钱草、雷公根、酒糟各适量，共捣烂敷患处。

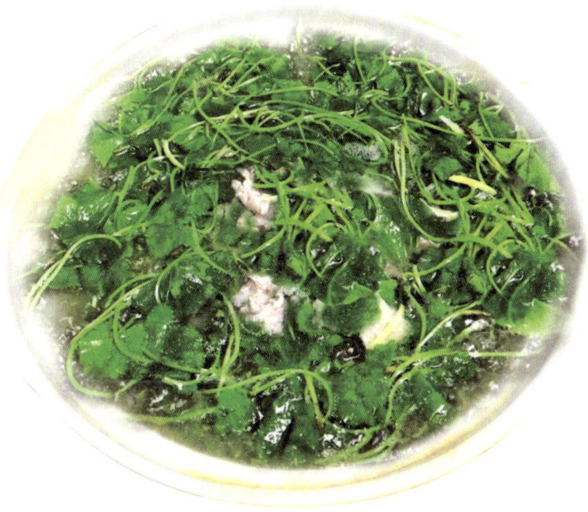

清热解毒——雷公根肉末汤

扫一扫 看教程

本草记载

雷公根

《神农本草经》:“主大热，恶疮，痈疽浸淫，赤熛，皮肤赤，身热。”《民间常用草药汇编》:“利水和脾，治水泻及赤白痢。”《陆川本草》:“解毒，泻火，利小便。治热性病，头痛，身热，口渴，小便黄赤。”《四川中药志》:“祛风散寒，治肺热咳嗽，消瘿瘤，痈疮肿毒，消食积饱胀。”《闽东本草》:“治暑热痧气，腹痛腹胀。”《广东中药》:“清暑热，去湿热。治肝肿大，胸膜炎，双、单喉蛾。”

民间故事摘录

“雷公根”学名“积雪草”，是伞形科积雪草属的多年生草本植物。其质地柔嫩、适口性好，可生食，中国南方民间常将其制成凉茶饮用，亦常将其作为煲汤的原材料。“积雪草”一名也是其生存环境的侧面体现，积雪草是匍匐群生的绿色植株，生长于广阔的荒原及林中的地面。其叶片在细韧的茎上展开，如同一顶顶铜钱大小的碧绿色的小伞，即使到了秋冬时节也不褪色，有时霜雪降落在叶片之上，便一点点累积起来，便有了“积雪草”这个名字，也令原本的野草平添了几分清冷脱俗的意味。

《金峨山房药录》载有这样一则故事，张献忠不小心误伤了心爱的八夫人。由于面颊部伤口很大，经治疗留下瘢痕疙瘩，令八夫人十分痛苦。后请了医术精湛、被尊为“老神仙”的医生来治疗。“老神仙”从郊外找来一把积雪草，让八夫人水煎后熏洗，不久瘢痕消退，面部皮肤白里透红，较以往更显得娇艳可爱。

雷公根

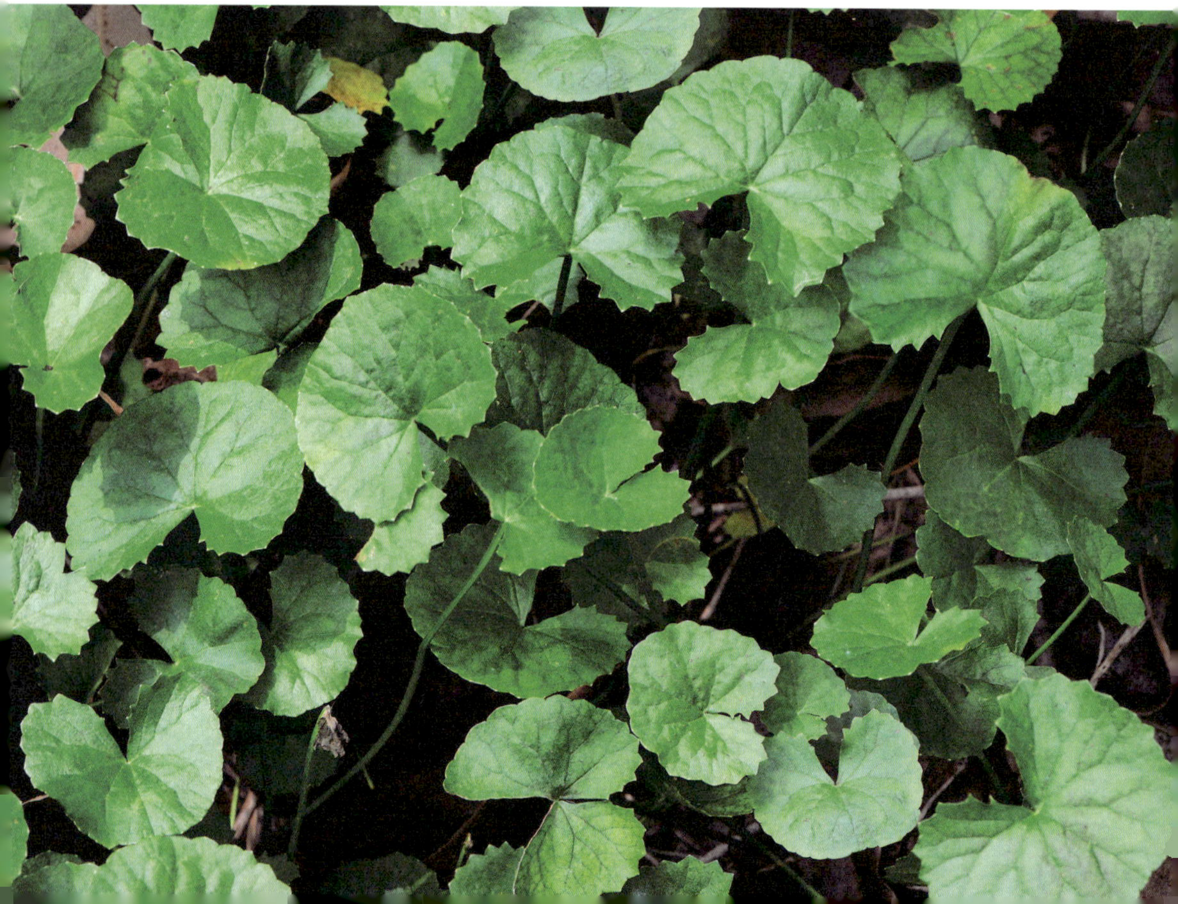

药材档案

雷公根

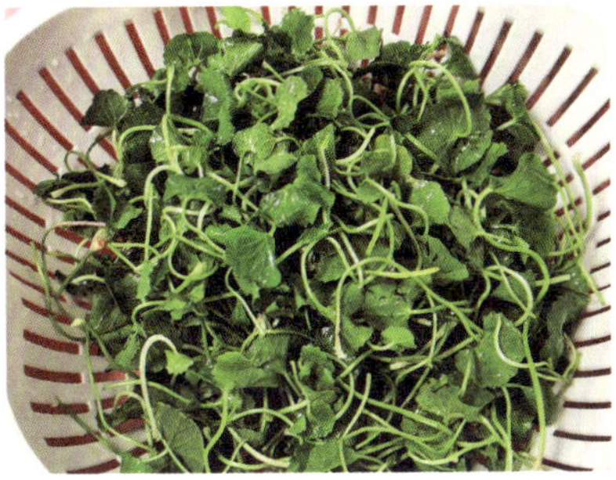

雷公根饮片

【别名】积雪草、崩大碗、马蹄草、蚶壳草、灯盏草、铜钱草等。

【来源】为伞形科积雪草属植物积雪草 *Centella asiatica*（L.）Urb. 的干燥全草。夏、秋二季采收，除去泥沙，晒干。

【产地】主要分布于陕西、江苏、安徽、浙江、江西、湖南、湖北、福建、台湾、广东、广西、四川、云南等地。积雪草性喜温暖潮湿环境，生性强健。

【化学成分】主要有积雪草苷、羟基积雪草苷、积雪草酸、羟基积雪草酸等。

【药理作用】具有抗氧化、促进组织愈合、改善微循环、改善记忆和认知功能、保护神经、抗肿瘤、抗焦虑、利尿、抗炎等作用。

【性味归经】中医：苦、辛，寒；归肝、脾、肾经。壮医：苦，寒。

【功效主治】中医：清热利湿，解毒消肿。用于治疗湿热黄疸、中暑腹泻、石淋血淋、痈肿疮毒、跌扑损伤。

壮医：通火路龙路，利水道，除湿毒。主要治疗贫痧（感冒）、白冻（泄泻）、阿意咪（痢疾）、能蚌（黄疸）、幽扭（淋证）、林得叮相（跌打损伤）、呗农（疮疡）等。

药膳制作

【药膳名称】雷公根肉末汤

【药膳组方】新鲜雷公根 200 克，猪肉末 100 克，食盐、花生油、清水适量。

【制作方法】

（1）新鲜雷公根洗净，切成小段。

（2）将水烧开，放入雷公根、猪肉末。

（3）加入适量食盐、花生油。

（4）大火烧开，撇去浮沫，再煮 2 分钟即可出锅。

雷公根肉末汤

主要材料 新鲜雷公根 200 克，猪肉末 100 克，食盐、花生油、清水适量

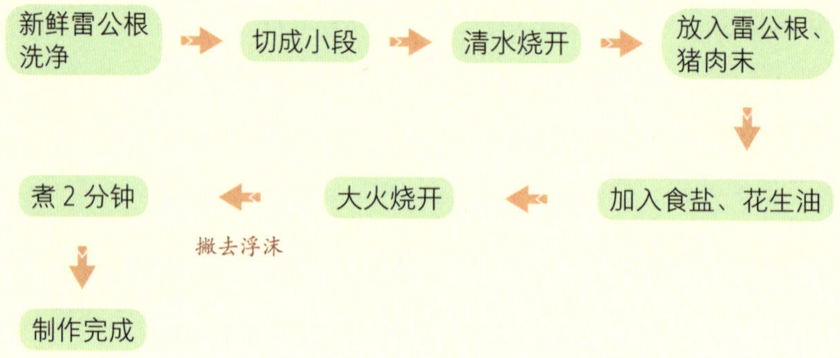

药膳制作流程图

【制作注意事项】选择质地鲜嫩、无虫蛀、无斑点的雷公根；肉质鲜嫩的猪瘦肉，可提升汤品口感。煮制过程中注意火候，避免雷公根煮得过软影响口感。

【功效】解暑止泻，祛风除湿，清热解毒。

【适用人群】适用于肝肾阴血不足者（症可见视物不清、眼睛干涩、腰膝酸软、骨痛、脱发等）及湿热偏盛者（症可见大便黏滞不爽，每次如厕其

粪便难以冲净，平素口苦口黏，口气较重，形体偏胖，或皮肤红疹，脾气急躁易怒等）。

【使用注意】平素阳虚较甚者慎食。

其他药膳验方

①治中暑腹痛吐泻：取新鲜雷公根 30 ～ 60 克，切碎，加白米 9 ～ 15 克，炒焦，同捣极烂，加冷开水擂汁服。

②治百日咳：新鲜雷公根捣烂，绞取自然汁 15 克，酌加蜂蜜调服，每日服 2 ～ 3 次。

③治砂淋、热淋、腹胀小便不利：取新鲜雷公根 120 克，捣烂，加开水擂汁服；或取干雷公根 60 克，用第 2 道淘米水煎服。

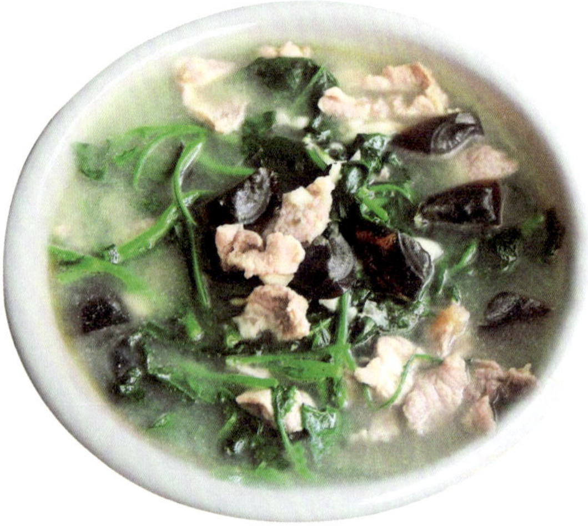

清热凉血——上汤一点红

扫一扫　看教程

本草记载

一点红

《壮药选编》:“味苦，微寒，可通龙路、火路，清热毒，除湿毒，杀虫。治疗上呼吸道感染、口腔溃疡、肺炎、乳腺炎、肠炎、泌尿道感染、传染性肝炎、跌打损伤等。”《陆川本草》:“凉血消炎。治伤口感染红肿。”《广西实用中草药新选》:“抗菌消炎。治急性上呼吸道炎，肺炎，扁桃体炎，口腔溃疡，痢疾，腹泻。”《广西中草药》:“治跌打，蛇伤。”《广东中药》:“清解大肠湿热，凉血生肌，消肿拔毒。治痢疾，脱肛，麻疹后热毒内困，赤眼，疮疖肿毒，湿疹痒痛。”《福建民间草药》:“活血消肿，利尿逐水。”《常用中草药彩色图谱》:“治湿热腹泻，感冒发烧，咽喉肿痛，口腔溃疡。”

民间故事摘录

古时候有一男子名叫黄榜，家庭贫困，父母以采药拿去集市换钱维持生计。父母渐渐年迈，无法上山采药，黄榜从小耳濡目染，为了操持家里的生活、赡养年迈的父母，他决定也上山采药换取财物维持家里的生计。一天，黄榜在采药的途中，突遇倾盆大雨，由于道路泥泞，他不小心被树枝绊倒，旁边的石头砸到他的脚上，使他动弹不得。不久，雨停后，黄榜仍然无法起身，只见脚上的血液凝固，关节酸疼。附近没有人路过，黄榜陷入一片绝望中。放眼望去，只有身边有一些低矮的植物，头状花序生长在茎上部，花很醒目，粉红色或者紫色。抱着试一试的态度，黄榜将这些植物摘下，用石头碾碎，直接敷在肿痛的脚上，几个小时后，原本肿痛的关节慢慢好转，瘀血也消退了一些。黄榜可以起身动弹了，瞬间觉得这些植物很有作用，于是采摘了一些拿回家中，父母告诉他这个叫一点红，也叫紫背草。

关于一点红的最早文字记载出现在《植物名实图考》中，书中称其为紫背草。《植物名实图考》是这么描述一点红的："紫背草，生南赣山坡。形全似蒲公英而紫茎，近根叶叉微稀，背俱紫，梢端秋深开紫花，似秃女头花，不全放，老亦飞絮。功用同蒲公英。"这几句话描述一点红在外观上和蒲公英很接近，但是茎的颜色不同，一点红的茎是紫色的，而蒲公英是绿色的。一点红靠近植物根部的叶子微小稀疏，叶背呈现出紫色，等到深秋，开出的花也是深紫色的。浑身都是紫，因此被叫作"紫背草"。

药材档案

一点红

【别名】紫背草、羊蹄草、野芥兰、千日红、假芥兰、叶下红等。壮医又称其为"棵立龙"。瑶医又名"不工呼么""给喝妈"。

【来源】为菊科一点红属植物一点红 *Emilia sonchifolia*（L.）DC. 的干燥全草。全年均可采，洗净，鲜用或晒干。

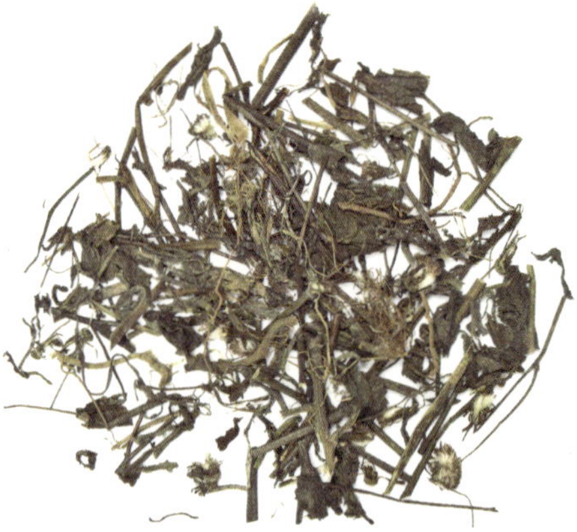

一点红饮片

【产地】主要分布于广西、广东、福建、贵州、云南、江苏、浙江、江西、湖北、湖南、四川、陕西等地。

【化学成分】含黄酮类、生物碱类、萜类、甾醇类、多糖等，此

一点红

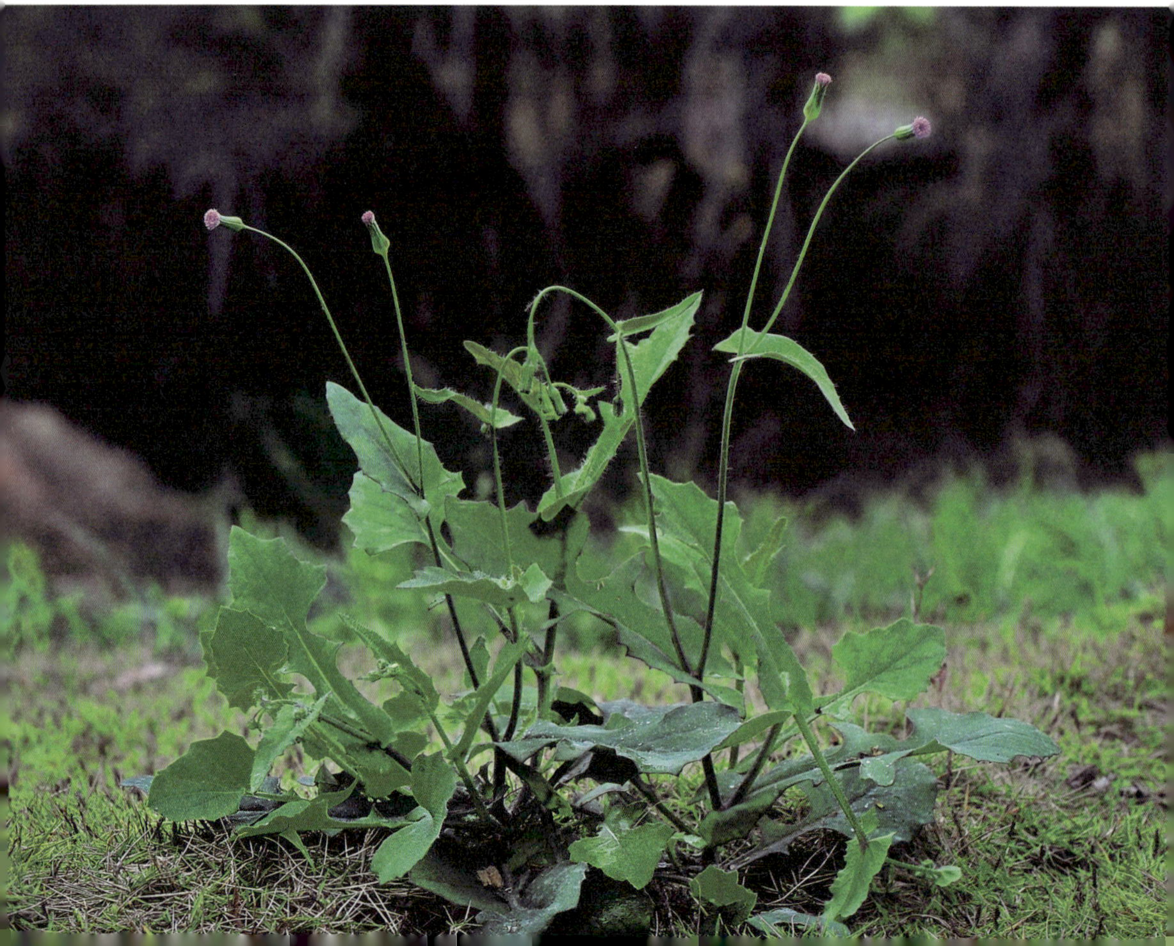

外还含有多种挥发性成分、有机酸、酚类等。

【药理作用】具有抗菌、抗炎、镇痛、抗氧化、增强免疫力、降血糖、抗肿瘤等作用。

【性味归经】苦，凉；归肝、胃、肺、大肠、膀胱经。

【功效主治】中医：清热解毒，散瘀消肿。用于治疗上呼吸道感染、口腔溃疡、肺炎、乳腺炎、肠炎、菌痢、尿路感染、疮疖痈肿、湿疹、跌打损伤、扁桃体炎等。

壮医：清热毒，祛风毒，除湿毒，消肿痛，通龙路、火路，调水道、气道。用于治疗贫痧（感冒）、埃病（咳嗽）、货烟妈（咽喉炎、扁桃体炎）、胴尹鹿西（急性胃肠炎）、林得叮相（跌打损伤）。

瑶医：清热解毒，散瘀消肿。用于治疗感冒发烧、咽喉肿痛、肺炎、尿路感染、腹泻。

药膳制作

【药膳名称】上汤一点红

【药膳组方】新鲜一点红 200 ～ 300 克，生姜 10 克，大蒜 5 克，皮蛋 50 克，猪瘦肉 50 克，花生油 30 毫升，食盐 8 克，清水适量。

【制作方法】

（1）新鲜一点红、猪瘦肉，洗净，滤干备用。

（2）皮蛋去壳切块，猪瘦肉切片，生姜、大蒜切碎备用。

（3）烧锅，加入少许花生油，放入生姜、大蒜炒出香味，放入皮蛋、猪瘦肉翻炒半分钟，加入清水 1000 毫升左右，大火煮沸后，放入一点红，改小火煮 1 分钟，食盐调味，即可出锅。

上汤一点红

主要材料 新鲜一点红 200 ～ 300 克，生姜 10 克，大蒜 5 克，皮蛋 50 克，猪瘦肉 50 克，花生油 30 毫升，食盐 8 克，清水适量

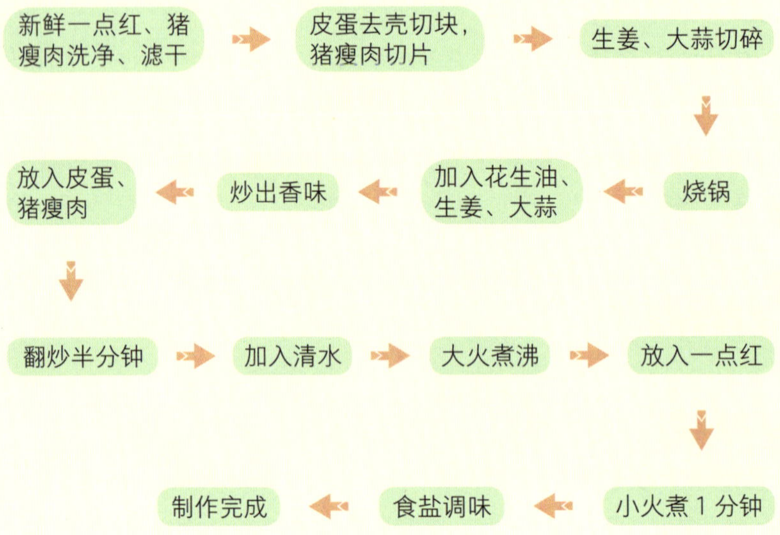

药膳制作流程图

【成品特点】色泽碧绿，清香鲜嫩，回味甘甜，味道鲜而不腻。

【制作注意事项】

（1）要用少许花生油烧锅，否则口感稍涩。

（2）一点红放入锅内不宜煮太久，否则汤味不鲜，口感不佳。

（3）孕妇及体质虚寒者慎食。

【功效】清热凉血、消肿解毒。

【适用人群】大部分人群。

【使用注意】脾胃虚寒者、阳虚体寒者、经期女性、孕妇等人群慎食。

其他药膳验方

①治小儿疳积：取一点红根约 10 克，蒸瘦猪肉食。

②治喉蛾：取新鲜一点红 150 克，水煎，频频含咽。

③燥热咳嗽：取一点红 30 克，雪梨 1 个，冰糖 15 克，炖服。

④治尿路感染：取新鲜一点红 30 克，车前草 30 克，金钱草 15 克，猪小肚 300 克，共煎服。

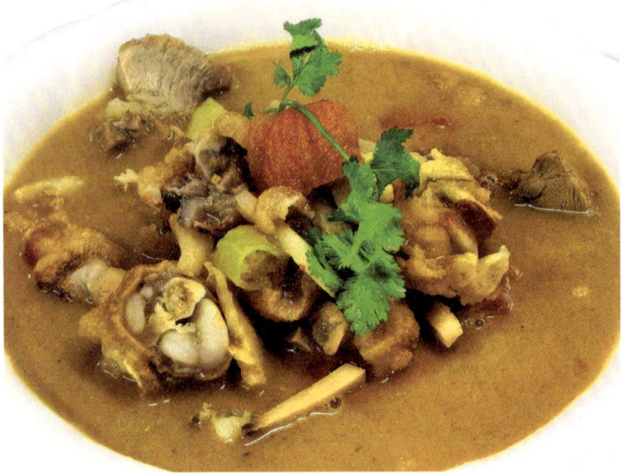

开胃消食——酸汤猪脚

扫一扫　看教程

本草记载

木姜子

《全国中草药汇编》记载："山苍子性味辛微苦温，有祛风散寒、理气止痛功能。"《分类草药性》："治周身筋骨疼痛，发表，散风寒痧子，去膨胀，理气。"《广东中药》："祛风散寒，息肝风，消肿。"《南宁市药物志》："行气止痛，祛风湿，理筋骨。治胃冷痛，孕妇水肿，跌打宽筋。"《广西本草选编》："祛风胜湿、行气止痛；主治风湿痹痛，用根 5 钱至 1 两，水煎调酒服。"

民间故事摘录

1934 年正月间，红军长征路过木姜寨。见当地的人民生活实在贫苦，一个高个子红军把他们所有的粮食分给寨上的穷人，自己却去挖野菜来吃。红军吃了野菜，消化不好而拉肚子。寨老阿木大爹看着实在心疼，就把粮食送还红军，红军不收。阿木大爹说："我们不忍心让红军饿肚皮吃野菜拉肚子呀！"高个子红军战士笑着说："红军是为穷人打天下闹翻身的。你们吃得野菜，我们也能吃，吃惯就好了。"

红军战士们吃了又苦又涩的野菜，消化不好，拉肚子的越来越多。阿木大爹越看越心疼，夜里坐在火塘边直纳闷。猛然间，他想起了寨后那棵大木姜树。平时，寨上的大人小孩谁吃了东西不消化、肚子痛，只要去捡几颗木姜子来吃就好了。第二天早上，阿木大爹到木姜树下，扒开树叶，找呀找呀，才找到木姜子。阿木大爹赶忙捡了一大包木姜子，三步并作两步回到家里，双手捧给高个子红军战士说："叫救命红军个个都吃吧，吃了能消食化气，肚子就不痛了。"高个子红军战士正在一边按着肚子，一边在看文件，听阿木大爹一说，眼睛一亮，拿了几颗木姜子放进嘴里嚼了就吞下去。一袋烟工夫，高个子红军战士打了几个嗝，肚子不胀也不痛了。他急忙叫所有肚子痛的红军战士都来吃木姜子。真灵呀，一袋烟时间，大家的肚子都好了。

过了两天，红军要走了。阿木老爹又去木姜树下捡了几捧木姜子，送给高个子红军说："红军呵，望你们去了早点回木姜寨呀！这些木姜子，你们带着吧，路上备用。菩萨保佑你们平安顺利！"

药材档案

木姜子

【别名】山苍子、山姜子、木香子、山鸡椒、山胡椒、野胡椒等。

【来源】为樟科木姜子属植物山鸡椒 *Litsea cubeba*（Lour.）Pers. 的果实（荜澄茄）、根及叶。秋季果实成熟时采收，根、叶全年可采，除去杂质，晒干。

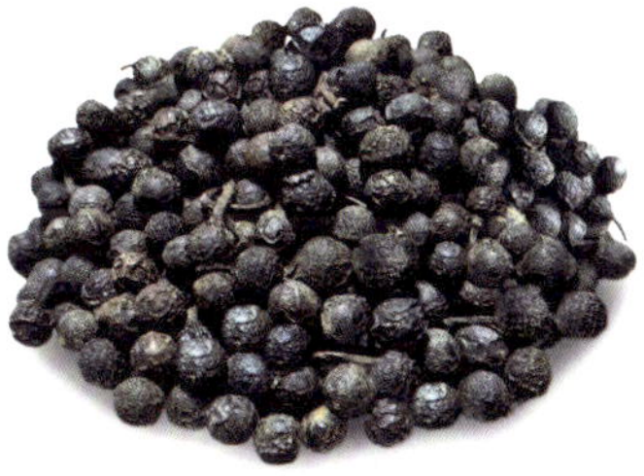

木姜子果实饮片

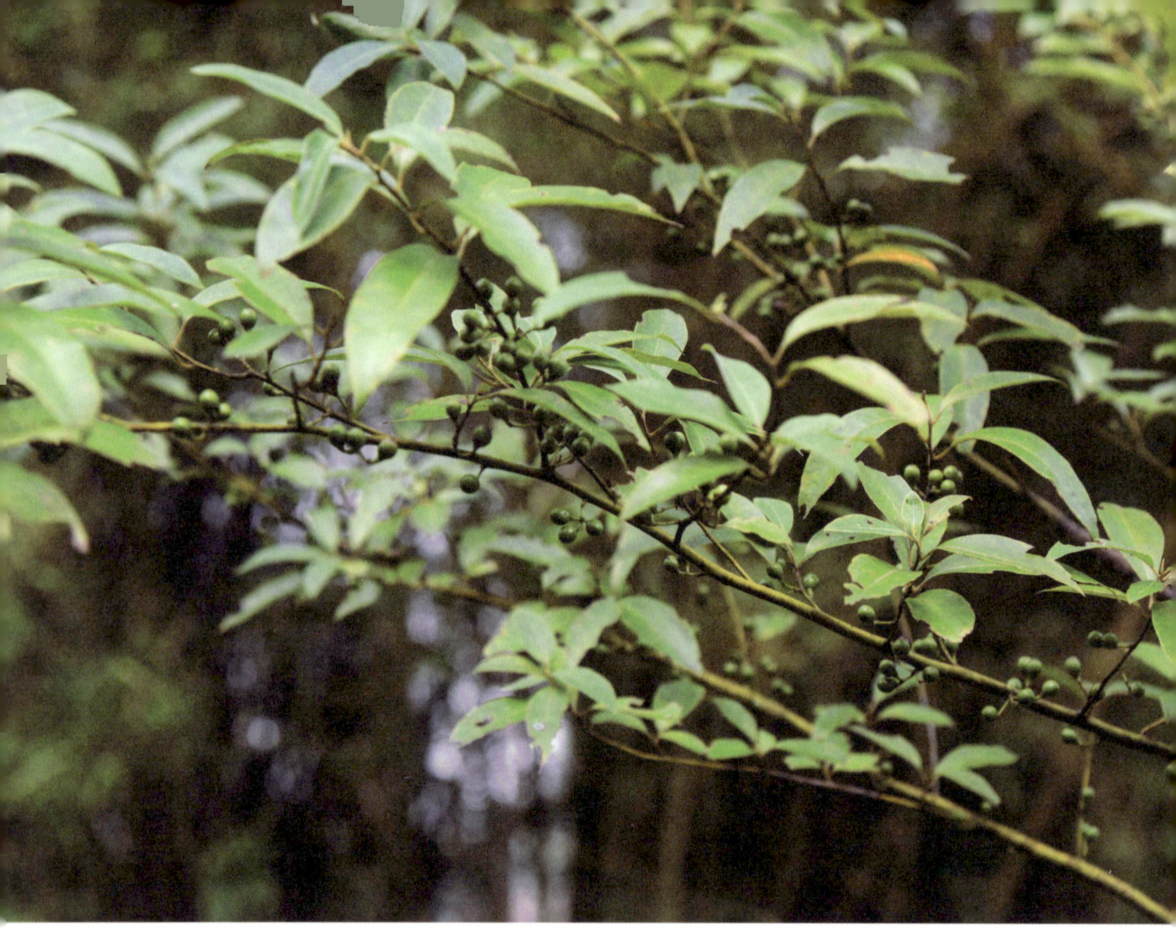

木姜子

【产地】广布于我国南方各省区，如广东、福建、贵州、云南和广西等地。

【化学成分】新鲜果实含挥发油（山苍子油），其中主要成分为柠檬醛，还有柠檬烯、香茅醛等。叶含挥发油，主要含柠檬醛、桉油精等。

【药理作用】具有祛痰、平喘、抗心律失常等作用。还可抗真菌，对金黄色葡萄球菌、伤寒杆菌、绿脓杆菌均有抑制作用；对血吸虫有抑制作用。

【性味归经】辛、苦，温；归肝、脾、胃经。

【功效主治】中医：温中止痛，行气燥湿，健脾消食。用于治疗胃寒、泄泻、食滞腹胀。

壮医：散寒湿，除湿毒，消肿痛，祛风胜湿，通火路，调气道、谷道。用于治疗贫痧（感冒）、胴尹鹿西（急性胃肠炎）、白冻／屙细（泄泻）、奔鹿（呕吐）。

瑶医：散寒解表，祛风除湿，行气止痛，健脾和胃。用于治疗胃寒、泄泻、食滞腹胀。

药膳制作

【药膳名称】酸汤猪脚

【药膳组方】猪脚1个（约1250克），木姜子、八角、木姜子油、酸汤、葱、生姜、食盐、红醋、白糖、料酒、清水适量。

【制作方法】

（1）猪脚清洗干净，冷水下锅，下葱段、生姜片、料酒去腥。

（2）大火烧开，撇去浮沫，小火煮60分钟，其间将猪脚翻面。

（3）猪脚煮熟捞出，利用钉耙扎孔，在表面铺撒食盐，涂抹均匀，猪脚表面涂抹红醋。

（4）锅中加入花生油烧热，下入猪脚，炸至金黄。

（5）猪脚去骨，猪脚肉改刀成块。

（6）砂锅中加入熬猪脚的原汤、木姜子、八角、猪骨头，小火熬5分钟。

（7）加入适量酸汤，用食盐、白糖进行调味。

（8）下切好的猪脚肉，小火熬煮10分钟，最后加入适量木姜子油，搅拌后即可出锅。

酸汤猪脚

主要材料 猪脚1个（约1250克），木姜子、八角、木姜子油、酸汤、葱、生姜、食盐、红醋、白糖、料酒、清水适量

猪脚洗净 → 冷水下锅 → 加入葱段、生姜片、料酒 → 大火烧开 →（撇去浮沫）→ 小火煮60分钟 → 煮熟捞出 → 扎孔 → 涂抹食盐、红醋 → 炸猪脚 → 猪脚去骨猪脚肉切块 → 加入原汤、木姜子、八角、猪骨头 → 砂锅熬5分钟 → 加入酸汤 → 用食盐、白糖调味 → 加入猪脚肉 → 小火熬煮10分钟 → 加入木姜子油搅拌 → 制作完成

药膳制作流程图

【成品特点】汤红味鲜，酸爽醇厚，酸汤中的猪脚，吸足了汤的精华，肉香纯正，肥而不腻，炸过的猪脚外皮爽脆弹牙，猪皮下的肉质滑嫩可口，喝上一口酸汤，有淡淡的姜辣味，酸爽可口，略带回甘。

【制作注意事项】炸猪脚时，需要用小火慢炸，避免炸至焦糊；熬汤时要用小火慢慢煮，如用大火煮易焦糊，导致汤产生焦味，口感不佳。

【功效】味道酸爽可口。猪脚补虚弱，填肾精，健腰膝；木姜子祛风散寒、理气止痛；八角散寒止痛、理气和胃。适用于体虚纳差、畏寒者。

【适用人群】大部分人群。

【使用注意】木姜子性温热，肠胃有热、阴虚火旺、实热者忌食，以免加重病情。

其他药膳验方

①治单纯性消化不良：取木姜子 10 克，茶叶 5 克，鸡矢藤 15 克，水煎服，代茶饮。

②治风寒感冒：取木姜子根 25～50 克，生姜 5 片，水煎服，红糖为引。

③治胃痛（虚寒型）：取粳米 500 克，木姜子 20 克，大枣 10 克，生姜适量，豆豉汁、葱、五香调料适量。木姜子洗净切段，粳米淘洗干净，大枣洗净切半。将木姜子、大枣和粳米一起放入砂锅，加水用大火煮至沸腾，改小火熬煮，待米开花、汤稠时，加入豆豉汁、葱、五香调料等，停火焖 5 分钟即成。早晚温热饮用，可长期服用。

④治虚寒腹泻：取木姜子 15 克，粳米 500 克，紫苏 30 克，生姜 20 克，熬粥食用。

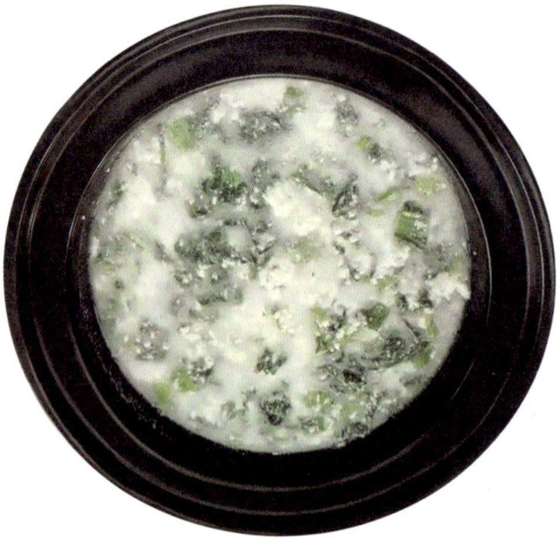

润肠通便——长寿火麻汤

扫一扫 看教程

本草记载

火麻仁

《食疗本草》："取汁煮粥，去五脏风、润肺。治关节不通、发落，通血脉。"《别录》："主中风汗出，逐水，利小便，破积血，复血脉，乳妇产后余疾。"《药品化义》："麻仁，能润肠，体润能去燥，专利大肠气结便闭。凡老年血液枯燥，产后气血不顺，病后元气未复，或禀弱不能运行皆治。大肠闭结不通，不宜推荡，亦不容久闭，以此同紫菀、杏仁润其肺气，滋其大肠，则便自利矣。"

民间故事摘录

在遥远的古代，天地未分，人间烟火初现，南岳衡山云雾缭绕，山川秀美，孕育了一位仙女——麻姑。麻姑生得肤如凝脂，眼若秋水，更兼有一颗悲天悯人之心。她自幼便热爱山间万物，尤其是对那生长在岩石缝隙中，生命力顽强的火麻情有独钟。

据《搜神记》所载，麻姑不仅容貌倾城，更有着一双巧手与一颗慧心，她发现火麻不仅能在恶劣环境中茁壮成长，其果实——火麻仁，更是蕴藏着不为人知的奥秘。经过无数次的尝试与探索，麻姑惊喜地发现，火麻仁不仅口感醇厚，富含营养，更有着润肠通便、滋养身体的神奇功效。这对于当时饱受疾病困扰，食物匮乏的乡亲们来说，无疑是上天的恩赐。

麻姑心怀慈悲，不愿独享这份发现。于是，她化作凡间女子，穿梭于乡间田野，将火麻仁的种植、采集、加工及食用方法一一传授给乡亲们。麻姑教大家如何在适宜的季节播种，如何细心照料，确保火麻茁壮成长；又教他们如何挑选成熟的火麻仁，通过简单的加工，使其成为既美味又健康的食品。

随着时间的推移，麻姑的善行如同春风化雨，滋润了这片土地上的每一个角落。乡亲们按照麻姑的方法食用火麻仁后，不仅身体日渐康健，连精神面貌也焕然一新，便秘、体虚等常见病症逐渐消失，取而代之的是欢声笑语。

麻姑的事迹很快传遍了四面八方，人们纷纷称颂她为“火麻仙子”，将她视为健康的守护神。而火麻仁，这个曾经默默无闻的小小果实，也因麻姑的传授而声名鹊起，成为家喻户晓的养生佳品。每逢节日庆典，或是家中有人生病时，乡亲们都会想起麻姑的教诲，用火麻仁制作各种美食，既表达了对麻姑的感激之情，也寄托了对健康生活的美好向往。

从此，火麻仁的故事在民间流传开来，成为一段佳话，激励着一代又一代人学习麻姑的善行与智慧，珍惜大自然的馈赠，追求健康和谐的生活。

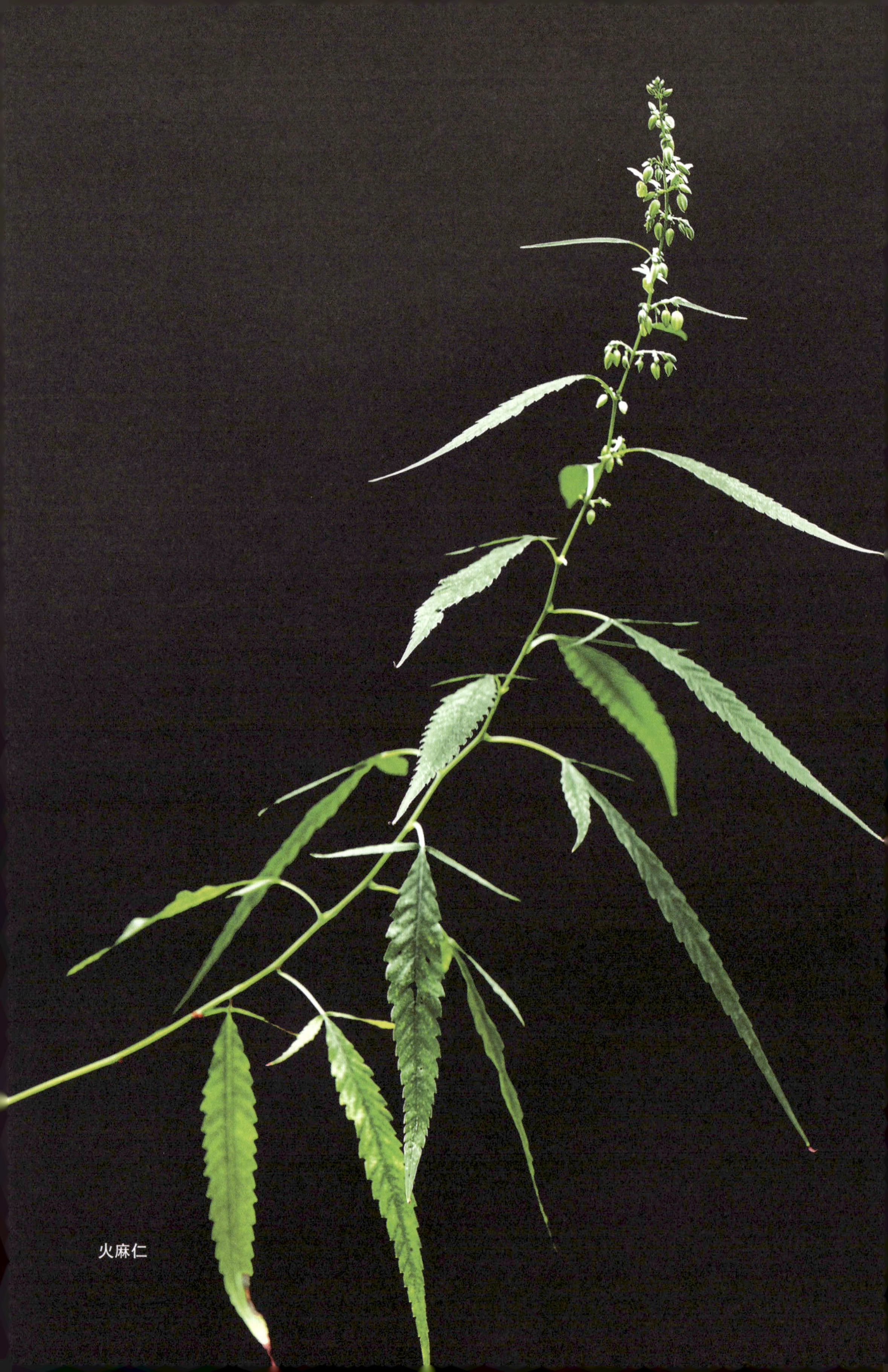

火麻仁

药材档案

火麻仁

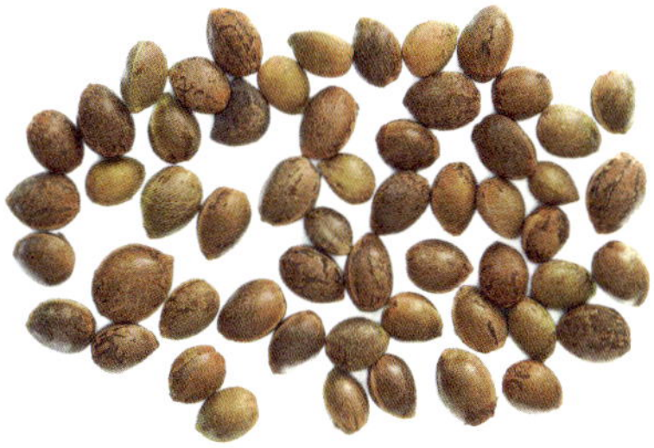

火麻仁饮片

【别名】麻子、麻子仁、大麻子、大麻仁、白麻子、冬麻子等。

【来源】为桑科大麻属植物大麻 *Cannabis sativa* L. 的干燥成熟种子。秋季果实成熟时采收，除去杂质，晒干。

【产地】主要分布于广西、山东、河北、黑龙江、吉林、辽宁等地。

【化学成分】主要含脂肪油约 30%，其中饱和脂肪酸 4.5% ～ 9.5%、油酸 12%、亚油酸 53%、亚麻酸 25%；另含葫芦巴碱、黄酮类等成分。

【药理作用】具有润肠、促进胆汁分泌、抗溃疡形成、降血脂、抗动脉粥样硬化、抗氧化、抗疲劳、抗衰老等作用。

【性味归经】中医：甘，平；归脾、胃、大肠经。壮医：甜，平。

【功效主治】中医：润肠通便。用于治疗血虚津亏、肠燥便秘。

壮医：补血虚，通谷道，利大便。用于治疗血虚津亏、阿意囊（便秘）。

瑶医：润肠通便。用于治疗血虚津亏、肠燥便秘。

药膳制作

【药膳名称】长寿火麻汤

【药膳组方】火麻仁 50 克，芥菜 250 克，上汤 1500 毫升，食盐、花生油适量。

【制作方法】

（1）火麻仁和水以 1∶3 的比例磨成火麻浆，用纱布过滤，去渣，取浆。

（2）芥菜洗净切小段备用。

（3）火麻浆和上汤倒入锅中（锅具用砂锅、瓦罐最佳，或常用锅具）。

（4）火麻汤煮沸后放入芥菜，小火煮 3 ～ 4 分钟。

（5）加入花生油、食盐调味后即可出锅。

火麻仁汤

主要材料 火麻仁 50 克，芥菜 250 克，上汤 1500 毫升，食盐、花生油适量

火麻仁和水以 1∶3 的比例磨成火麻浆 → 过滤取浆 → 芥菜洗净切小段 → 加入火麻浆、上汤 → 煮沸 → 放入芥菜 → 小火煮 3 ～ 4 分钟 → 加入花生油、食盐调味 → 制作完成

药膳制作流程图

【成品特点】火麻仁配上翠绿的芥菜，香醇浓郁，香味扑鼻。

【制作注意事项】

放芥菜时，不要搅拌，尽可能让火麻糊粘住芥菜，以免火麻糊沉淀到锅底，导致火麻汤变稀。用锅勺慢慢地将芥菜压下火麻浆面，控制小火火候，煮 3 ～ 4 分钟，出锅食用。

【功效】滑肠通便、补中益气。

【适用人群】大部分人群。

【使用注意】脾胃虚弱便溏者忌食，孕妇、哺乳期妇女慎食；火麻仁不宜与阿托品等抗胆碱药同服。

其他药膳验方

①治肠燥便秘：取火麻仁 15 克捣碎，与米混合共煮为粥，食粥。

②治老年人便秘：取火麻仁 15 克，苏子 10 克，粳米 50 克，前二者加水合研，滤汁煮粥服食。

③治大便干硬秘结：取甜杏仁 10 克，松子仁 10 克，火麻仁 10 克，柏子仁 10 克，分别洗净，用 500 毫升沸水冲泡 10 分钟，取汁液，温饮。

④治小儿便秘：火麻汤清蒸鸡蛋。取火麻汤、鸡蛋、食用油、食盐调好，清蒸 5 ～ 10 分钟即可，取出放少许葱花。

⑤火麻仁土鸡汤：取火麻浆，土鸡肉，适量清水、食盐，调配好煲煮，味道鲜美。

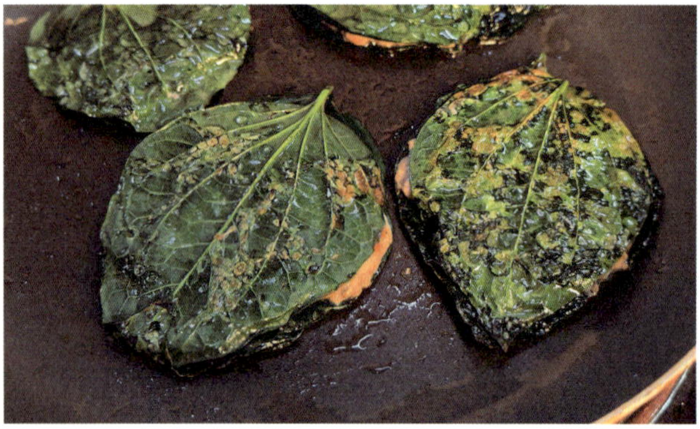

宽胸理气——假蒌肉夹

扫一扫　看教程

本草记载

假蒌

《生草药性备要》:“治牙痛，洗烂脚。”《岭南采药录》:“和鸡卵煮食之，能疗疟疾。凡患血箭疮，捣敷之。理脚气症，水煎内服外洗。”《本草求原》:“洗痔疮。”《野生药植图说》:“煎水洗涤溃疡、恶疮。”

民间故事摘录

传说唐太宗李世民患了痢疾，腹泻不止。御医们采用了多种方案，但长时间仍没有治好。唐太宗命大臣贴出皇榜，访求能医治此病的人。恰巧，一个叫张宝藏的宫廷卫士曾经患过此病，后来搞到一个药方，把病治好了，于是便将这个药方献了出来。药方上写道:“牛奶半斤，荜拨三钱。把荜拨放到牛奶里小火慢煮，待牛奶煮得剩下一半时，空腹一次喝下去。”唐太宗按方喝了一次病就好了。一个多月后，唐太宗再次患痢疾，赶紧照方服药，又治好了。随后，唐太宗给张宝藏封了个三品官位。

这件事过了一百多年，也就是到了唐德宗李适的贞元年间，刘禹锡得到了这个药方。刘禹锡是贞元年间的进士，官职做到了太子宾客，加检校礼部尚书，又是位文学家、哲学家，还懂医学。刘禹锡多次用此药方治疗痢疾，都收到了很好的效果，于是，他把此药方收录到他撰写的医药书籍《传信方》中。

药材档案

假蒌

【别名】荜拔、假蒟、假荜茇、大柄蒌、假药叶、蛤蒌、芦子藤、钻骨风等。

【来源】为胡椒科胡椒属植物假蒟 *Piper sarmentosum* Roxb. 的干燥地上部分。全年均可采收，阴干或鲜用。

【产地】分布于广西、广东、云南、贵州、江苏、湖南、浙江等地，广西主要分布于防城港市以及凌云、岑溪、博白等地。

【化学成分】假蒟挥发油、假蒟碱等。

【药理作用】具有抗氧化、抗动脉粥样硬化、抗炎抑菌等作用。

【性味归经】中医：辛，温；归肺、脾经。壮医：辣，温。

【功效主治】中医：温中散寒，祛风利湿，消肿止痛。用于治疗寒痛、风寒咳嗽、水肿、痢疾、牙痛、风湿骨痛、跌打损伤。

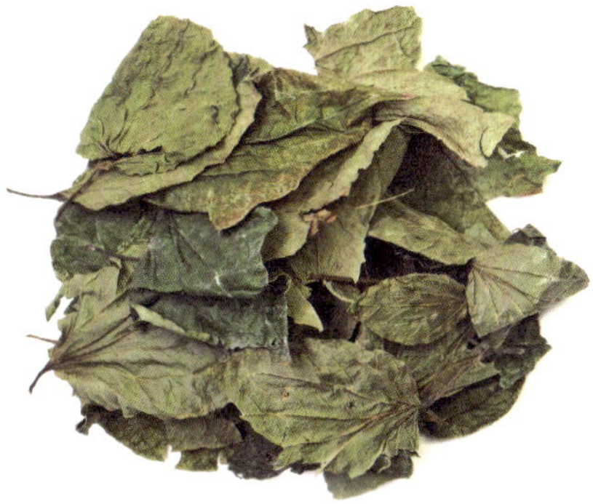

假蒌饮片

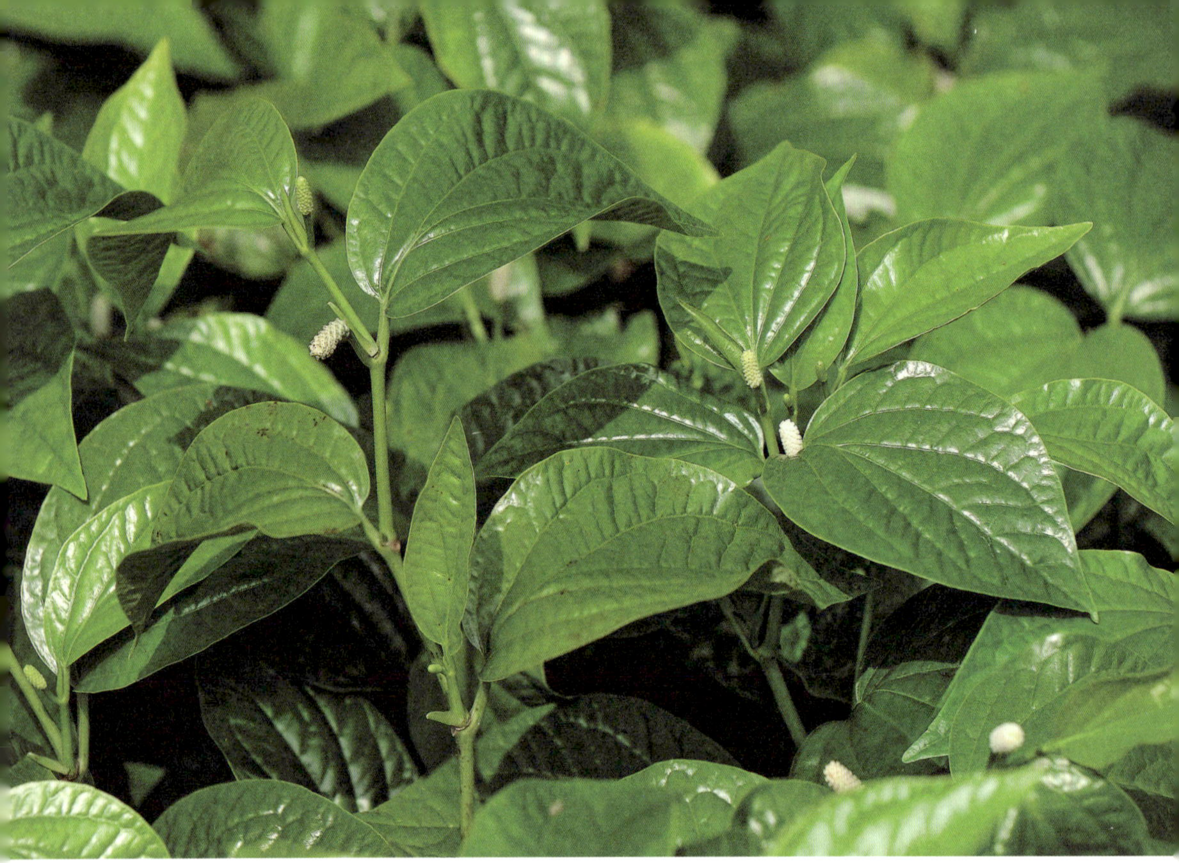

假蒌

壮医：散寒毒，除湿毒，消肿痛，调谷道、气道。用于治疗胴尹（慢性胃炎）、埃病（咳嗽）、笨浮（水肿）、阿童账（痢疾）、诺嚎哒（牙周炎）、发旺（痹病）、林得叮相（跌打损伤）。

药膳制作

【药膳名称】假蒌肉夹

【药膳组方】新鲜假蒌叶 100 ～ 150 克，精牛肉 150 克，鸡蛋 1 个，葱 10 克，生姜 10 克，料酒 10 克，食盐 5 克，胡椒粉 5 克，鸡粉 5 克，生粉 50 克，花生油适量。

【制作方法】

（1）新鲜假蒌叶洗净，擦干备用。

（2）牛肉去除筋膜剁成泥蓉状，加入适量葱、生姜、料酒、鸡蛋、食盐、胡椒粉、鸡粉、生粉和清水，充分搅拌至起胶，制成馅心备用。

（3）假蒌叶上撒一些生粉，将牛肉馅心放在洗净擦干的假蒌叶上，另取假蒌叶对其覆盖，压扁，整理好备用。

（4）热锅倒油，小火慢煎，待假蒌叶变深，质地酥脆后立即翻转，然后每隔 30 秒左右翻转 1 次，连续翻转数次至牛肉馅变色有弹性即可出锅。成品带有假蒌的清香味，牛肉的肉香味，好吃不腻。

假蒌肉夹

主要材料	新鲜假蒌叶 100 ～ 150 克，精牛肉 150 克，鸡蛋 1 个，葱 10 克，生姜 10 克，料酒 10 克，食盐 5 克，胡椒粉 5 克，鸡粉 5 克，生粉 50 克，花生油、清水适量

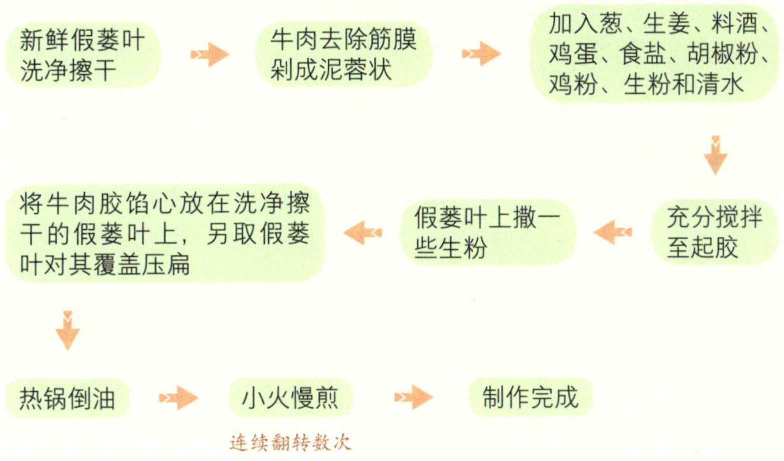

药膳制作流程图

【成品特点】色泽碧绿，口感外酥里嫩，有浓郁的假蒌香味，以解肉食的滋腻。

【制作注意事项】

（1）掌握火候很关键，故先用小火慢慢煎，且每隔 30 秒左右翻转，如大火煎或翻转不及时，易导致叶子变焦黑，出现焦味，口感不佳。

（2）牛肉要剁蓉充分打起胶，才能保证牛肉有弹嫩的口感，使成品外脆内爽。

（3）肉馅不宜太多，太多不容易煮熟。

（4）肉馅放在叶子叶脉的一面，不易脱落，外表更美观。

（5）本药膳中的牛肉，亦可用猪肉等不同的肉类。

【功效】散寒、祛湿消肿、行气止痛。

【适用人群】大部分人群。

【使用注意】实热郁火以及阴虚火旺者避免食用。

其他药膳验方

①治产后脚肿：假蒌叶适量，煮大头鱼食或煎水外洗。

②治咳嗽：取假蒌叶 15 克，猪肉 100 克，炖服。

③治疟疾：取假蒌叶适量，鸡蛋，共煎服。

④治跌打损伤：取假蒌叶适量，捣烂酒炒，敷患处。加用假蒌叶全草 120 克，切碎，加酒 1000 毫升，浸泡 5 日后可服，每日服 3 次，每次 50 毫升。

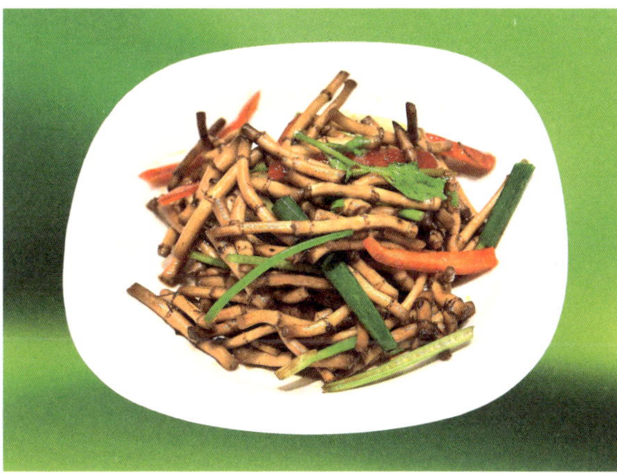

清肺泻火——凉拌鱼腥草

扫一扫　看教程

本草记载

鱼腥草

《本草经疏》:“治痰热壅肺，发为肺痈吐脓血之要药。”《本草纲目》:“散热毒痈肿。”《分类草药性》:“治五淋，消水肿，去食积，补虚弱，消臌胀。”《滇南本草》:“治肺痈咳嗽带脓血，痰有腥臭，大肠热毒，疗痔疮。”

民间故事摘录

公元前 490 年，越王勾践历尽千辛万苦，总算被放回了越国。第二年春天，不间歇的暴雨导致洪水泛滥，使农作物无法播种，颗粒无收。原本清冽的溪流、河道也被山洪、泥石流污染，变得浑浊不堪。很多百姓病倒了，出现发烧、头痛、上吐下泻的症状，越国百姓一时间陷入了饥荒和疾病的双重困境。越王勾践在忧愁缠身、急火攻心下，也病倒了。谋臣文种、范蠡闻讯后，立即赶去越王宫探望。他们发现越王勾践说话时，一阵阵口臭在房里四处弥散。文种静心为越王勾践把脉，发现大王脉象弦大无力，体内湿热郁蒸，肺燥津伤，痰热壅肺，既有湿热，又有气虚。文种为了救治越王，拜访辛文子住处。辛文子外出游历，让小童交给文种一片竹简，竹简上写着："王心炎烤，民饥枯槁，欲救众生，卧龙仙草。"文种顺着小童手指的方向看，只见溪流旁长着一丛丛的绿色植物。文种蹲下身子，只见这些植物生长得一般有前臂高，茎呈扁圆柱形，扭曲，上部直立，呈紫红色，下部匍匐，草叶互生，节上轮生小根。文种摘了几片叶子，仔细观察，叶子状如心形，表面棕黄色，呈纵棱数条，有腺点，掌状叶脉，背面紫红色。文种用溪水洗净，将草根塞进口中，轻轻一咬，汁水顿时充满口腔，充满了鱼腥味，但却有一种淡淡的香气在口中围绕，口感如同脆藕，吃下去后，一股清凉顺着食道直落胃中。这草根使得他满口生津，舌有回甘，于是，他一口气将长长的卧龙草根全部吃下肚、顿时饥渴全消。"卧龙草根竟然可以充饥！"文种不由得心头一喜。他知道，这对于正处在饥渴中的越国百姓具有怎样的意义！小童向文种交代："这仙草根，能让您作为口粮，顺利返回会稽；将其煎水内服，能治疗胃热炽盛，湿热郁蒸。"回到越王宫，文种撬开越王紧闭的牙关，将打磨好的小竹竿插入越王口中，随后将满满一竹碗"卧龙仙草"浆汁缓缓灌入越王口中。五日后，越王勾践身体渐渐恢复，越国上下靠着这小小的野菜度过了难关。而当时挽救越国民众的那种野菜，因为有鱼腥味，便被勾践命名为"鱼腥草"。

药材档案

鱼腥草

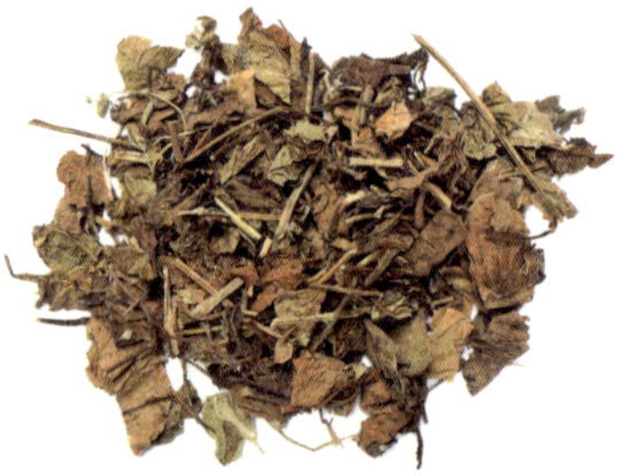
鱼腥草饮片

【别名】蕺菜、臭菜、折耳根、猪鼻孔、臭猪菜、岑草、侧耳根、野花麦、臭灵丹、狗贴木、九节莲等。

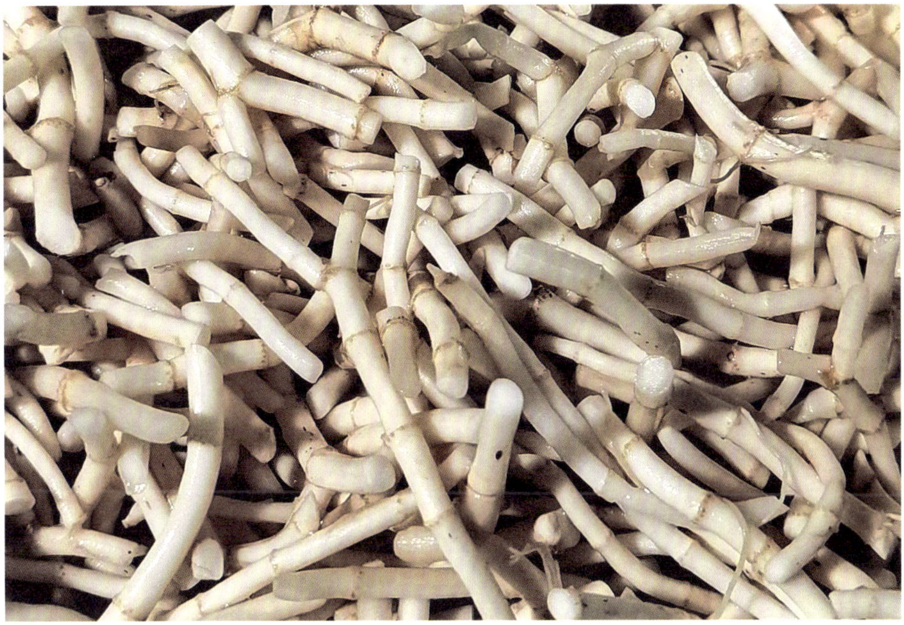

鱼腥草

【来源】为三白草科蕺菜属植物蕺菜 *Houttuynia cordata* Thunb. 的新鲜全草。

【产地】分布于长江以南各地。

【化学成分】含鱼腥草挥发油、生物碱类、黄酮类，此外还含有绿原酸、亚油酸、氯化钾等。

【药理作用】具有抗菌、抗病毒、抗炎、利尿、平喘、止咳、抗肿瘤、促进免疫功能等作用。

【性味归经】辛，微寒；归肺经。

【功效主治】中医：清热解毒，消痈排脓，利尿通淋。用于治疗肺痈吐脓、痰热喘咳、热痢、痈肿疮毒、热淋。

壮医：清热毒，消脓肿，调谷道、气道、水道。用于治疗得凉（感冒）、奔唉（咳嗽）、钵痨（肺痨）、幽扭（热淋）、货咽妈（咽炎）。

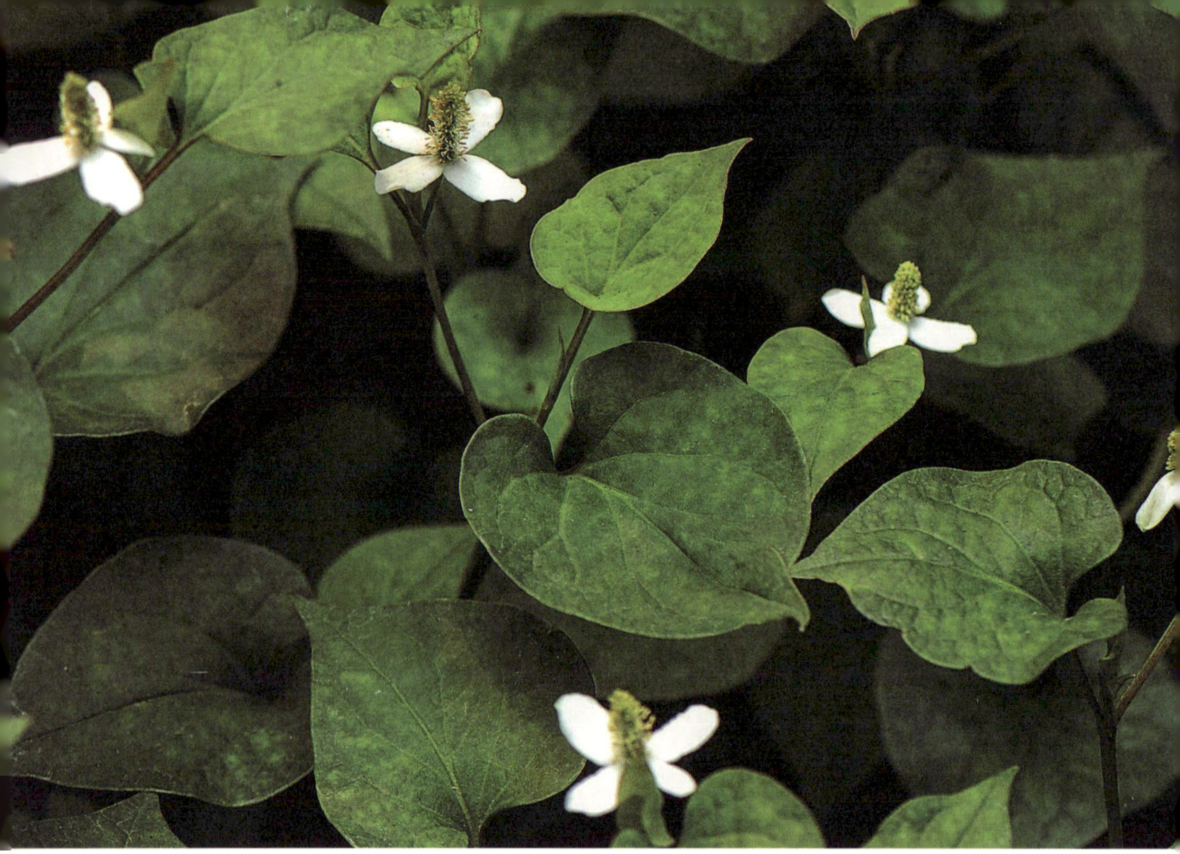

鱼腥草

药膳制作

【药膳名】凉拌鱼腥草

【药膳组方】新鲜鱼腥草 100 克，大蒜、香油、食盐、酱油、香醋、白糖适量。

【制作方法】

（1）新鲜鱼腥草摘去老根、烂叶，留下根，洗净。

（2）将鱼腥草用凉白开水浸泡 5 分钟，捞出沥干、切段。

（3）大蒜压成蒜蓉，将鱼腥草置于容器中，放入蒜蓉、香油、香醋、食盐、酱油、白糖拌匀。

（4）腌制 10 ～ 15 分钟，即可食用。或腌制时间适当延长，口感更佳。

凉拌鱼腥草

主要材料 新鲜鱼腥草 100 克，大蒜、香油、食盐、酱油、香醋、白糖适量

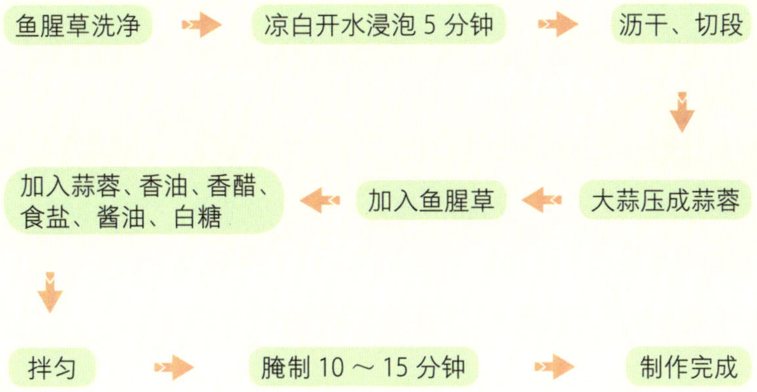

药膳制作流程图

【成品特点】脆嫩爽口，鱼腥草特有的芳香，细细咀嚼，越嚼越香，令爱它的人欲罢不能。

【制作注意事项】鱼腥草带有腥味，如不喜欢其腥味可适当延长浸泡时间。适量食用可清肺排脓，不建议长期过量食用。

【功效】清热解毒、消肿疗疮、清热除湿、健胃消食。

【适用人群】适用于因实热、热毒、湿邪、积热所致的肺痈、疮疡肿毒，痔疮便血，脾胃积热等症人群。

【使用注意】虚寒体质者慎食。

其他药膳验方

①消炎解毒、温中益气：锅中放入全鸡、精盐、生姜、葱和适量清水，上笼蒸至鸡熟透，再加入鱼腥草，略蒸即可出笼。

②清热解毒、滋阴润肺：将鱼腥草去除杂质，洗净，切小段，鸡蛋磕入碗内搅匀。锅内油烧热，投入葱花煸香，放入鱼腥草煸炒几下，倒入鸡蛋一起煸炒至成块，加入适量水和盐，炒至鸡蛋熟而入味。可作为肺炎、肺脓疡、痈肿、虚劳出血、目赤、热痢等病症者辅助营养食疗菜肴食用。

③消炎解毒、滋阴润肺：将猪肺切成块，多次洗去血水。鱼腥草去杂质，洗净切段。锅加猪油烧热，放入猪肺煸炒至干，烹入料酒、酱油煸炒几下，加入葱、生姜、精盐和适量水，烧至猪肺熟，加入白糖、料酒继续烧至猪肺熟透，放入鱼腥草烧至入味，即可出锅。可作为肺炎、肺脓疡、肺虚咳嗽、咳血及肺痿等病症者的辅助食疗菜肴食用。

补虚化湿

醋血鸭

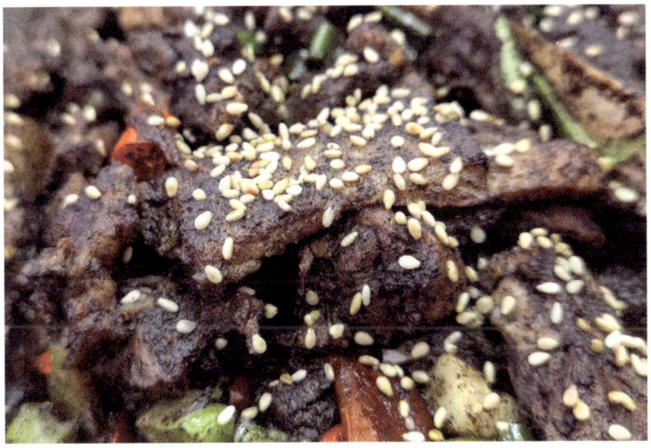

扫一扫　看教程

本草记载

罗勒

罗勒，为音译之名。《齐民要术》引《韦弘赋叙》曰：“罗勒生昆仑之丘，出西蛮之俗，故用译音为名而称罗勒。”《嘉祐本草》：“北人呼为兰香，为石勒讳也。”《纲目》引《邺中记》云：“石虎讳言勒，改罗勒为香菜。”亦因其香味浓郁而有此名。翳子草，《纲目》：“今俗人呼为翳子草，以其子治翳也。”其轮伞花序，花果层层而上，故称九层塔、千层塔。《本草拾遗》称之为“零陵香”。《山海经》称“熏草”。《嘉祐本草》云：“此有三种：一种堪作生菜；一种叶大，二十步内闻香；一种似紫苏叶。”可见当时所用罗勒来源不是同一种。再考《本草拾遗》《开宝本草》《本草图经》对零陵香的描述及《本草图经》所附濠州零陵香图，均与罗勒形态特征相近，应为罗勒或罗勒属植物。

民间故事摘录

醋血鸭

说到“醋血鸭”，不得不提到唐代被贬为永州（今湖南零陵）司马的大文学家柳宗元。话说一日，柳宗元游玩至湘江边一村庄，晌午在一农户家吃饭。由于靠近湘江，村里家家户户在河边放养鸭子，农户便去河边挑了只肥壮的鸭子做菜。柳宗元是个十分细心的人，也凑热闹去伙房观察，他记得以往有人宰鸭子的时候，总是将鸭血直接洒到地上，觉得甚为可惜，他深知鸭血富含营养，且能增添菜肴的风味，便思考着如何将这宝贵的食材利用起来。突然，柳宗元想起自己故乡的醋，这种调味品不仅味道醇厚，而且具有独特的酸味，能够中和鸭血的腥味，同时带来一种清新的口感。于是，柳宗元向主人提议，将鸭血倒入醋中搅拌均匀，防止其凝固，以备后用。接下来，农户按照平常炒鸭子的方法，先往红锅里倒油，爆烧鸭子，将水分烧干后放少许酒和酱油、盐；然后放一小碗水没过鸭子，盖上锅盖慢炖。待水分逐渐减少，鸭肉逐渐入味时，农户按照柳宗元的提议，将拌有醋的鸭血倒入锅中，并加入本地的辣椒、生姜、大蒜。鸭血与锅中的汤汁迅速融合，菜肴呈现出诱人的紫红色，散发出浓郁的香气。柳宗元一看火候已到，便让主人将菜肴盛出。他品尝了一口，发现这道菜肴的味道比往常更加鲜美，鸭肉鲜嫩多汁，鸭血在醋的巧妙调和下，既维持了其嫩滑的口感，又增添了一缕清新的酸味，使得整道菜肴更加开胃可口。席间，主人拿出零陵水酒招呼客人，只见个个吃了后连连称赞：“好一个醋血炒鸭。”后来，主人知道了这个人就是大名鼎鼎的柳宗元，醋血炒鸭的做法也随之传播开来。因为地处零陵又称“零陵血鸭”，后来逐渐演变为“永州血鸭”(醋血鸭为湖南及广西全州地区的特色菜肴)。

罗勒

据说公元前300年左右，当时还是中国的战国时期，罗勒随着佛教首次传入了中国。中国人似乎并不喜欢罗勒的味道，但由于罗勒的气味有驱赶蚊虫的功效，它便作为一种药用植物，在中国扎下根来。罗勒的各个部分中，花朵的驱虫效果尤为突出。它们的花会一层层地叠在一起，有点儿像是宝塔的样子，再加上罗勒的佛教渊源，中国人便把罗勒叫作“九层塔”。

罗勒在民间还有“金不换”之名。据说，曾有一个穷人路过富人家时，闻到一股香味，正当他驻足继续闻香时却被富人误以为是小偷。穷人自蒙冤屈，双方告官处置。富人无赖，偏说穷人闻走他家的菜香，让家里饭菜丢了味道，便要求穷人赔偿三十两金子。第二天，官员叫家里人拿出三十两金子，又找来一面镜子，把金子对着镜子挂起来，让富人从镜子里拿金子，富人自然拿不走，他在懂得官员的做法后，便羞愧退下。只是官员对富人家的菜十分好奇，询问后得知富人家饭菜喷香是因为加了罗勒。“金不换”这个名字由此得来，罗勒也由此走进了寻常百姓家，成为餐桌上提鲜增香的食材。

药材档案

罗勒

【别名】九层塔、金不换、圣约瑟夫草、甜罗勒、兰香等。

【来源】为唇形科罗勒属植物罗勒 *Ocimum basilicum* L. 的全草。开花后割取地上部分，鲜用或阴干。

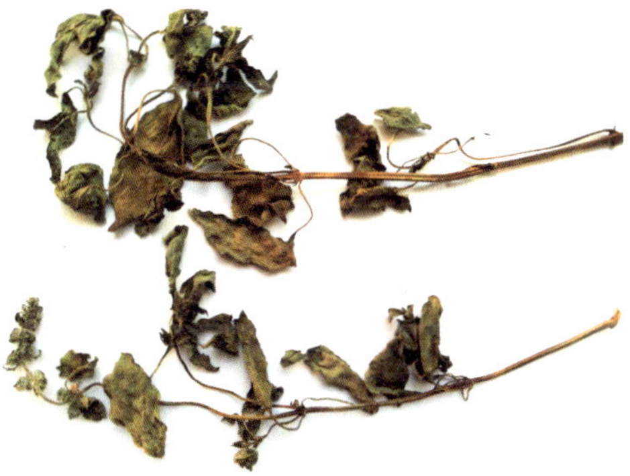

罗勒饮片

【产地】原产于亚洲热带地区、非洲和太平洋岛屿。我国主要分布于新疆、吉林、河北、河南、浙江、江苏、安徽、江西、湖北、湖南、广东、广西、福

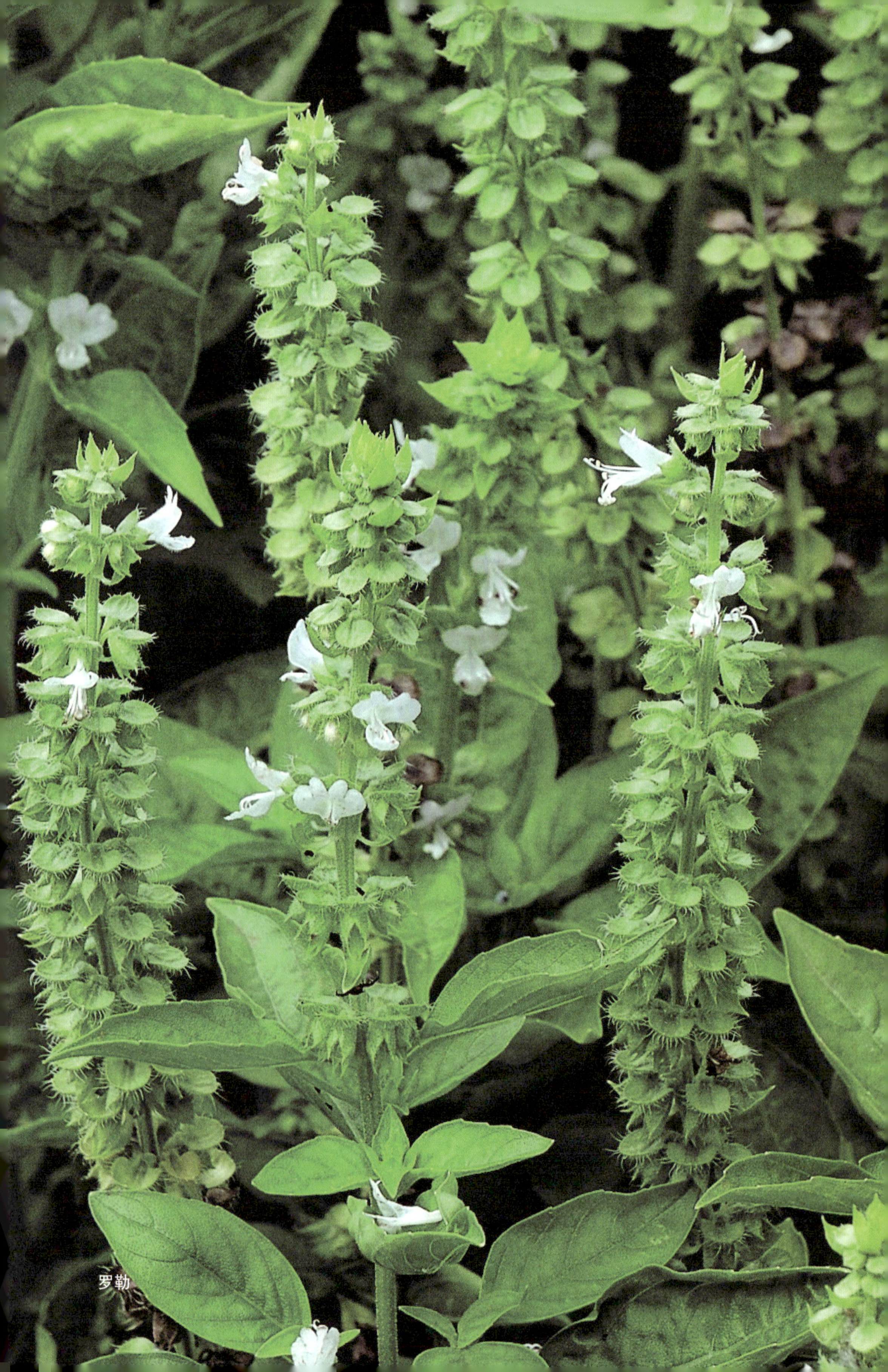
罗勒

建、台湾、贵州、云南及四川等地。

【化学成分】含挥发油，主要成分为罗勒烯、丁香油酚、丁香油酚甲醚等；另外还有黄酮类和香豆素类等。

【药理作用】具有抗炎、镇痛、抗氧化、抗肿瘤转移、抗血栓形成、抗菌、抗消化道溃疡、降血糖、降血脂、杀虫及保护心肌等作用。

【性味归经】中医：辛，温；归肺、脾、胃、大肠经。壮医：辣，温。

【功效主治】中医：疏风行气，解表化湿，消食，活血，解毒。用于治疗外感头痛、食胀气滞、胃脘痛、泄泻、月经不调、皮肤湿疮、蛇虫咬伤等。

壮医：祛风毒，散寒毒，调谷道、气道。用于治疗胴尹（胃痛）、埃病（咳嗽）、诺嚎哒（牙周炎）、发旺（痹病）、林得叮相（跌打损伤）等。

药膳制作

【药膳名】醋血鸭

【药膳组方】麻鸭1只（约1500克）切成块状，五花腩猪肉200克切成小块状，醋鸭血500克，新鲜罗勒叶100克，生姜30克，大蒜100克，红辣椒和青辣椒各3个，苦瓜300克，食盐5克，白芝麻5克，花生油、生抽、清水适量。

【制作方法】

（1）新鲜罗勒叶洗净沥干，苦瓜洗净切成小片状备用，鸭肉洗净。

（2）五花腩猪肉翻炒至出油，加入少许食盐及生姜，放入鸭肉翻炒，其间再加入适量食盐；接着放入鸭下水，翻炒5分钟，加入适量生抽、红辣椒、大蒜，炒匀；加入适量清水和青辣椒，小火焖煮5分钟。

（3）翻炒至水干，加入苦瓜，翻炒5分钟，加入新鲜罗勒叶、醋鸭血，继续翻炒2分钟至熟透，撒上蒜段和少量白芝麻即可出锅。

醋血鸭

主要材料 麻鸭1只（约1500克），五花腩猪肉200克，醋鸭血500克，新鲜罗勒叶100克，生姜30克，大蒜100克，红辣椒和青辣椒各3个，苦瓜300克，食盐5克，白芝麻5克，花生油、生抽、清水适量

新鲜罗勒叶（洗净沥干）→ 苦瓜（洗净切成小片状）→ 鸭肉（洗净）→ 放入五花腩猪肉 → 翻炒至出油 → 加入食盐、生姜 → 放入鸭肉 → 加入食盐 → 放入鸭下水 → 翻炒5分钟 → 加入生抽、红辣椒、大蒜 → 炒匀 → 加入清水、青辣椒 → 小火焖煮5分钟 → 炒至水干 → 加入苦瓜 → 翻炒5分钟 → 加入新鲜罗勒叶、醋鸭血 → 翻炒2分钟 → 撒上蒜段、白芝麻 → 制作完成

药膳制作流程图

【成品特点】色泽红绿黑相配，带着罗勒的清香味及鸭肉的香味，新鲜鸭血加入爆炒，口感浓厚，肥而不腻，另有一番风味。

【制作注意事项】

（1）火候很关键，一定要用中小火慢慢地不间断翻炒，以免翻炒不及时，导致粘锅，出现焦味，影响口感。

（2）鸭肉及猪肉要切小块，注意厚薄适中，才能保证均匀入味。

（3）罗勒叶要用鲜品，以保证香味充足浓郁。

（4）在制作方法的第三个步骤中一定要翻炒至水干，否则不能保证醋血鸭的浓郁风味。

【功效】解表散寒、化湿和中、行气活血、解毒消肿。用于治疗感冒、头痛发热、中暑、食积不化、不思饮食。

【适用人群】大部分人群。

【使用注意】气虚血燥者少食。

其他药膳验方

①治咳嗽：取生姜 200 克（捣烂），罗勒叶 100 克，椒末少许，盐和面 200 克，裹作烧饼，煨熟，空心吃。

②治贫血、虚劳：取罗勒 100 克，鸡腿 300 克，食盐、米酒适量。先将罗勒泡水 10 分钟，再刷去皮外的污泥；鸡腿洗净、切块、焯水。锅内加 4 碗清水煮至沸腾时，放入罗勒煮 20 分钟，再加一碗水及鸡腿块煮至沸腾，用中小火续煮 20 分钟，捞出罗勒，加食盐、酒调味即可。

③治腹胀：制成青酱。取罗勒叶 500 克，大蒜 7 ～ 10 瓣（去皮），松子 15 克，鱿鱼半罐，特级橄榄油 250 毫升，食盐适量。把所有材料放入果汁机中打成泥状即可。取适量的青酱与煮好的意大利通心粉拌匀，依照喜好个人可以加入帕玛森芝士粉。

④治风寒头痛：取罗勒叶 10 克，瘦肉 100 克（剁碎），食盐少许，生姜 2 片，清水蒸 20 分钟后食肉喝汤。

补虚醒脑——香茅炒鸡

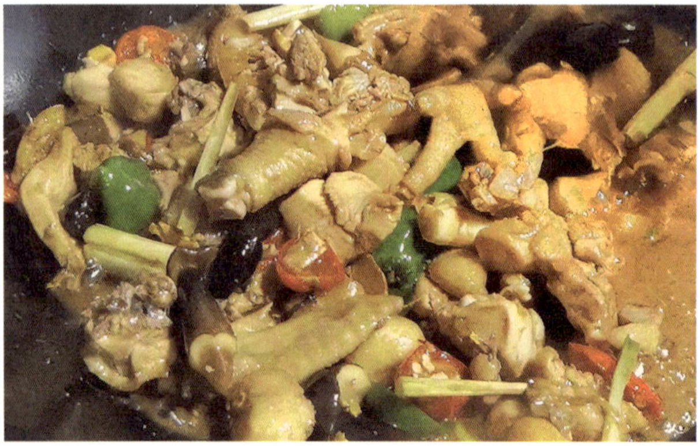

扫一扫　看教程

本草记载

香茅

《岭南采药录》："散跌打伤瘀血，通经络。头风痛，以之煎水洗。将香茅与米同炒，加水煎饮，止水泻。煎水洗身，可祛风消肿，解腥臭。提取其油，可止腹痛。"《陆川本草》："发表退热，消肿止痛。主治风湿骨痛，跌打损伤，感冒身热。"《四川中药志》："祛风湿，散凉寒。治筋骨疼痛及半身麻木。"《广东中药》："治头晕，头风，风痰，鹤膝症；煎水饮可以止心痛。"《贵州草药》："补虚，止咳，镇痛，宁心。"

民间故事摘录

正逢科举考试，一穷书生为改变命运决定进京赶考，不幸路上遭遇贼寇打劫，使原本不富裕的他雪上加霜。由于饥寒交迫，致使他在赶考的途中晕倒。幸好，一对以打渔为生的父女在砍柴的路上发现了他，父女俩商量后，好心地把他救回了家。他们认为书生应该是因为饥饿才晕倒的，所以决定做饭给他吃。他们家以吃烤鱼为主，姑娘把父亲打来的鲫鱼杀好并清洗干净，放入各种调料在鱼的腹中，捆绑好放在香茅草上烤。鲫鱼在烤制的过程中飘散出诱人的香味。不久书生便清醒过来了，看看四周的景象，仿佛在梦境一般，不可思议。父女俩虽然救活了书生，但是书生也因为耽误时间错过上京赶考的机会。书生为了感激父女俩的救命之恩，反复思量，最后作了一篇《烤鱼赋》赠送给父女俩留念。书生左思右想觉得这么美味的烤鱼应该发扬光大，让更多的人享受到这一人间美味，于是又将《烤鱼赋》一文对外发表。随着时间的流逝，虽然人们并没有记住《烤鱼赋》，但是都记住了香茅烤鱼的做法。

香茅

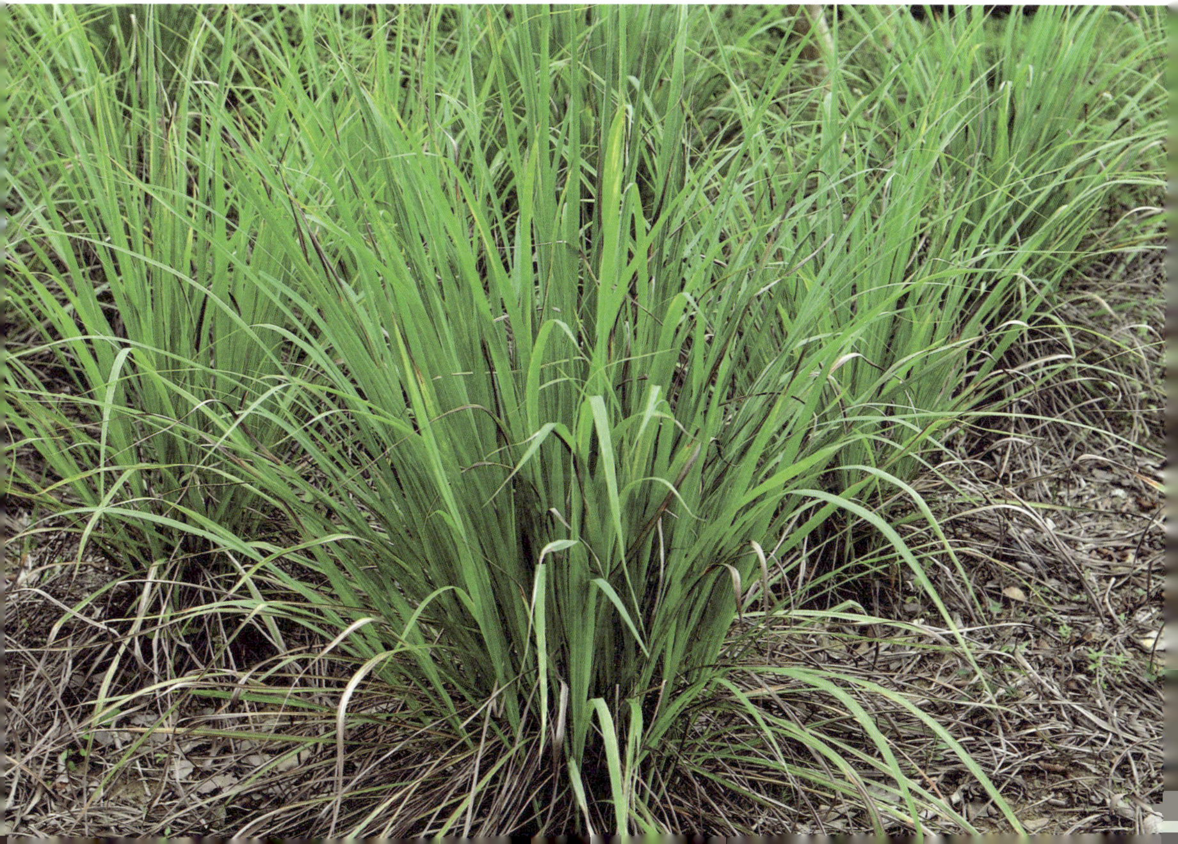

药材档案

香茅

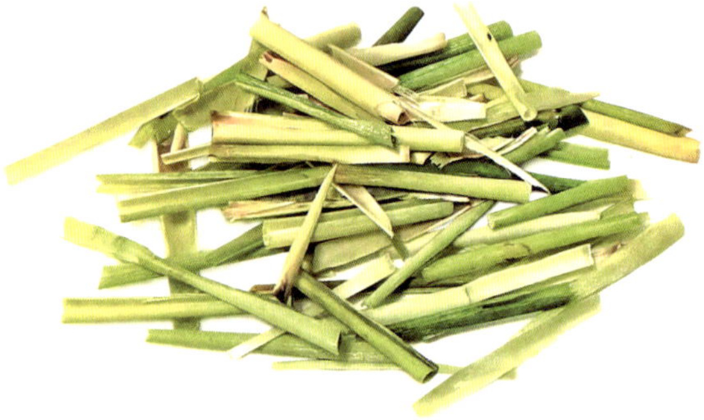

香茅饮片

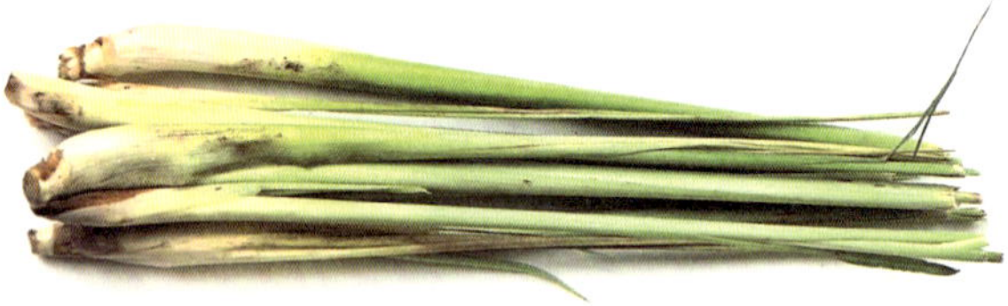

香茅药材

【别名】大风茅、柠檬茅、柠檬草等。

【来源】为禾本科香茅属植物香茅 *Cymbopogon citratus*（D C.）Stapf 的干燥全草。全年均可采收，除去杂质，晒干。

【产地】主要分布于非洲和东南亚等热带、亚热带地区。我国资源亦十分丰富，华南、西南等地多有栽培。

【化学成分】全草含酸性皂苷类物质、鞣质、蛋白质、黏液质、苦味质、糖类及酚性物质。此外还含有挥发油，其中鲜草含 0.7% ～ 1.0%，叶含约 1.8%，花轴约 0.5%，茎少于 0.05%。

【药理作用】具有抗菌、抗氧化、抑制肿瘤、镇痛、降压利尿等作用。

【性味归经】中医：辛、甘，温；入肺、膀胱、胃三经。壮医：辣、甜，温。

【功效主治】中医：散寒解表，祛风通络，温中止痛。用于治疗外感风寒、风寒湿痹、脘腹冷痛、跌打损伤、寒湿泄泻。

壮医：除瘴毒，祛风毒，通龙路，通谷道，止疼痛。用于治疗瘴病（疟疾）、痧病（感冒）、巧尹（头痛）、腊胴尹（腹痛）、胴尹（胃痛）、白冻（泄泻）、发旺（痹病）、林得叮相（跌打损伤）。

药膳制作

【药膳名称】香茅炒鸡

【药膳组方】新鲜香茅 30 克，鸡肉 1000 克，黑皮鸡枞菌 100 克，红辣椒、青辣椒各 3 个，葱、生姜、大蒜、花生油、食盐、生抽、老抽、清水适量。

【制作方法】

（1）鸡肉洗干净切成块。

（2）开火热锅，倒入适量花生油，放入适量生姜片煸炒片刻，炒出香味后放入鸡肉爆炒。

（3）加入适量食盐、辣椒翻炒片刻，放入黑皮鸡枞菌翻炒 1 分钟，加入 1 勺生抽、少许老抽，继续翻炒 1 分钟。

（4）放入香茅，翻炒片刻，加入 1 小碗清水、少许黑胡椒粉，焖 2 分钟，最后加入葱段，翻炒均匀即可出锅。

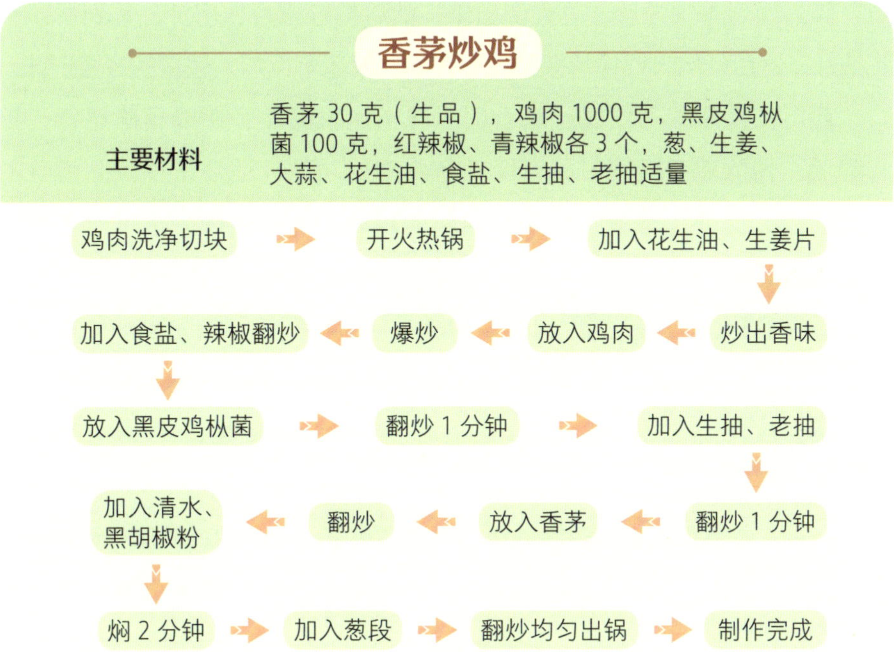

药膳制作流程图

【成品特点】芳香滑嫩，鸡肉肉质细嫩，肉香中飘着淡淡的香茅味，咸香微辣，唇齿留香。

【制作注意事项】火候把握很关键，鸡肉需要爆炒，香茅不宜放入过早，以防香气挥发。

【功效】鸡肉蛋白质含量较高，且易被人体吸收利用，有增强体力，强壮身体的作用。香茅味辛、甘，性温，能散寒解表，祛风通络，温中止痛。

【适用人群】适用于外感风寒、风寒湿痹、脘腹冷痛等大部分人群。

【使用注意】婴幼儿、孕妇以及体虚多汗的人群慎食。

其他药膳验方

①香茅茶：香茅、柠檬、清水。

做法：香茅冲洗干净，切成段，拍扁备用。准备1个柠檬，切成片。准备1个茶壶，加入清水，等到水煮沸之后，再把香茅放进去，用小火慢慢煮，等到闻到香气之后，关火倒出来。然后把柠檬片榨出汁，等到香茅茶稍微凉了之后，倒入柠檬汁即可。喜欢喝甜者还可以加入适量的蜂蜜调味。

功用：香茅茶不仅闻起来香甜，味道也很鲜美，还能预防感冒、提神醒脑、消除疲劳，同时具有降低体脂率的功效，适合正在减肥瘦身的女性饮用。此外，香茅茶还具有利尿的功效，女性喝香茅茶可一定程度预防尿路感染。

②香茅姜茶：香茅1根，柠檬叶5片，南姜15克，冰糖30～40克。

做法：南姜切片，香茅切小段，柠檬叶剪碎；锅中加水500毫升，大火煮沸，放入上述材料及冰糖，盖上盖子，继续大火煮10～15分钟即可饮用。

功用：此茶具有祛风散寒的作用，适合风寒湿邪导致的外感人群饮用。

③冬阴功汤：取深水鲜虾200克，白贝250克，香茅1根，柠檬叶5片，南姜1块，青柠1个，红色朝天椒3～5个，草菇10个，洋葱1个，番茄1～2个，香菜10～20克，鱼露2～3汤匙，白砂糖适量。

做法：将白贝放入盐水中浸泡 1 个小时，让白贝充分吐沙，捞出备用；虾洗干净后去虾线，锅烧热，不需放油，将虾倒入煎至皮发红即可取出备用；番茄、洋葱、草菇、青柠切块，南姜切片，香茅、朝天椒用刀背拍散后切段，香菜切成碎末，柠檬叶去掉茎后切成碎末；锅中水烧开后转中火，放入香茅、南姜、洋葱共煮；第二次等水烧开后再加入朝天椒、草菇；第三次等水煮开后加入白贝，等白贝开口后，依次加入白砂糖、鱼露、鲜虾、番茄、香菜、柠檬叶煮开；关火，挤入青柠檬汁调味即可。喜欢椰浆的小伙伴可在虾熟透的时候，转小火后倒入椰浆搅匀，椰浆可以适量多加些，汤的口感会更浓郁。

功用：冬阴功汤对于寒湿困阻体内导致的胃痛、疲倦、腰酸膝痛等情况颇为有效，但湿热体质的人群不宜过多食用。

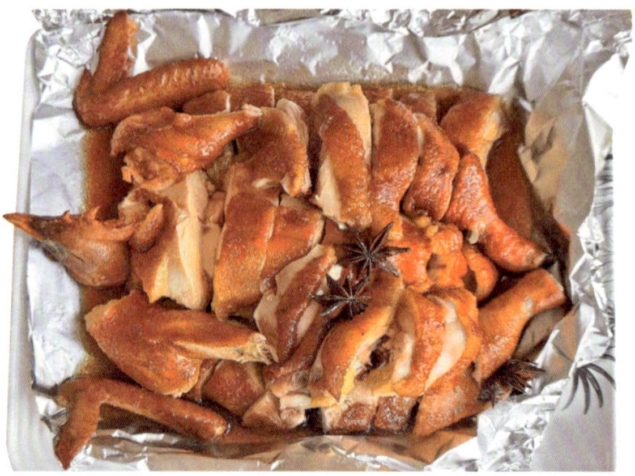

温中补虚——八角焗香鸡

扫一扫　看教程

本草记载

八角

《医林纂要探源》："润肾补肾，舒肝木，达阴郁，舒筋，下除脚气。"《本草蒙筌》："主肾劳疝气，小肠吊气挛疼，干、湿脚气，膀胱冷气肿痛。开胃止呕，下食，补命门不足。（治）诸痿，霍乱。"《永类钤方》："治大小便皆秘，腹胀如鼓，气促：大麻子（炒，去壳）半两，八角茴香七个。上作末，生葱白三七个，同研煎汤，调五苓散服。"

民间故事摘录

清末民初，旧桂系军阀陆荣廷戎马一生，却对美食情有独钟。相传他最爱梧州纸包鸡，尤其痴迷其中八角的独特香气。民间流传，他与这道名菜之间，还有一段鲜为人知的传奇故事。

陆荣廷出身草莽，却极讲究饮食。某年他巡视梧州，当地官员设宴款待，特意命粤西楼名厨烹制纸包鸡。然而，陆荣廷尝了一口，却皱眉道："鸡虽鲜嫩，但香料不足，少了点'魂'！"原来，他自幼在广西山林长大，对八角香气尤为敏感，认为少了八角的纸包鸡，便失了精髓。

当晚，陆荣廷梦见一位白发老妪，手持八角树枝，笑吟吟道："将军若想尝到真正的纸包鸡，明日可去白云山寻我。"次日，陆荣廷半信半疑，仍带亲兵上山。行至半山腰，忽闻异香扑鼻，循香而去，竟见一棵绿光闪闪的八角树，树下正是梦中老妪。老妪自称"八角仙子"，说道："梧州纸包鸡，需用百年古树所结八角，方能香透骨髓。"她摘下一颗八角赠予陆荣廷，叮嘱道："此物非凡品，若遇良厨，可令纸包鸡名扬天下。"

回城后，陆荣廷召来粤西楼大厨官良，命其以仙赐八角入馔。官良将八角研磨成粉，与姜汁、生抽等调成秘制酱料，再以玉扣纸包裹鸡肉炸制。揭开纸包时，香气四溢，陆荣廷尝后大赞："此味只应天上有！"从此，梧州纸包鸡声名大噪，甚至传至广州、香港。

后来，陆荣廷每逢宴客，必点纸包鸡，并称："无八角，不成宴！"民间遂有俗语："陆都督的鸡，八角的魂。"不仅如此，与梧州纸包鸡相似的各种八角焗鸡做法也走进寻常百姓家。两广一带烹饪膻味厚重的肉食，如狗肉、羊肉之类，八角基本是必备的配料。

药材档案

八角

【别名】八角茴香、大茴香、唛角等。

【来源】为五味子科八角属植物八角茴香 *Illicium verum* Hook.f. 的干燥成熟果实。秋、冬二季果实由绿变黄时采摘，置沸水中略烫后干燥或直接干燥。

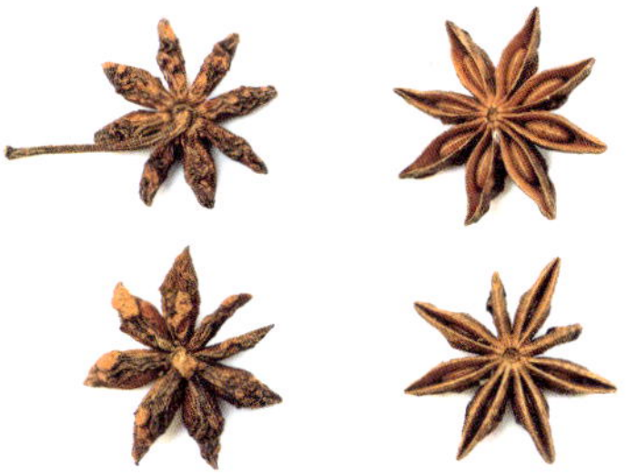

八角饮片

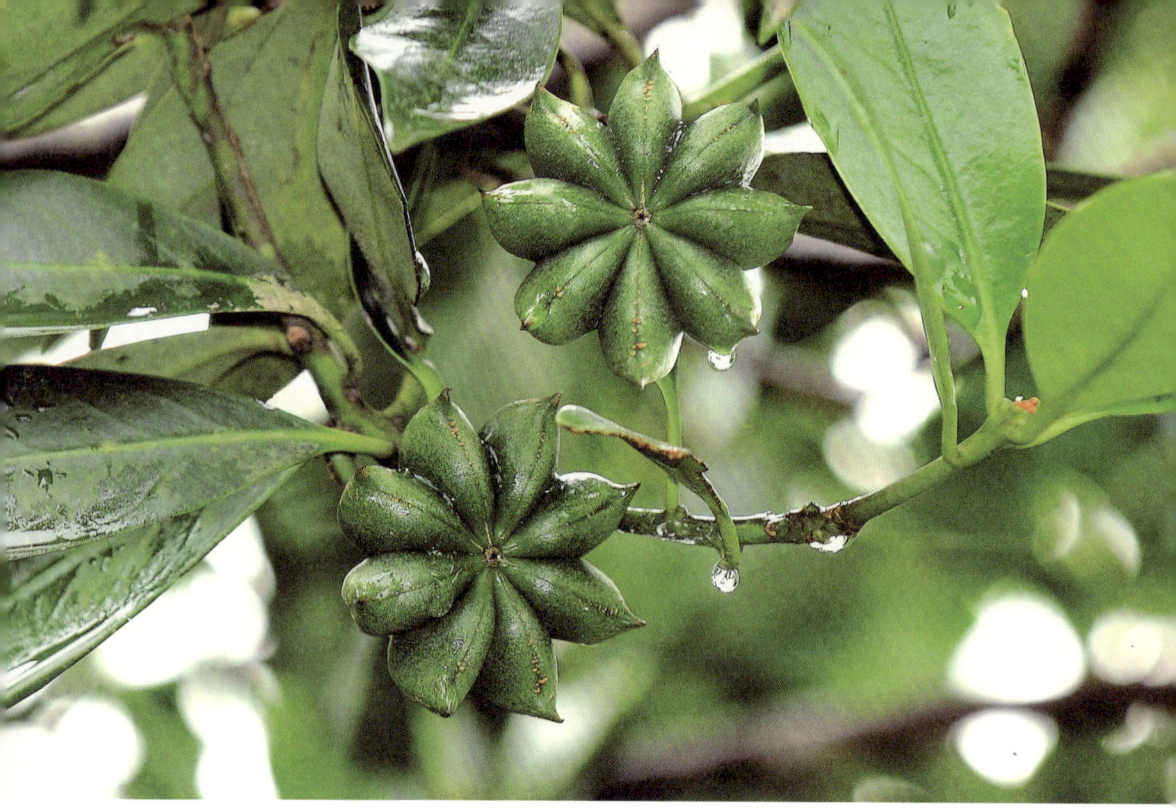

八角

【产地】分布于福建、台湾、广西、广东、贵州、云南等地。广西主产于西部和南部，百色、南宁、钦州、梧州、玉林等地区多有栽培。

【化学成分】含茴香醚、茴香烯、桉油醇、柠檬烯、黄樟脑、茴香醛、黄酮类、倍半萜内酯类、有机酸类等。

【药理作用】具有抗菌杀虫、消炎止痛、抗疲劳、抗焦虑、抗动脉粥样硬化和神经营养活性等作用。

【性味归经】中医：辛，温；归肝、肾、脾、胃经。壮医：热，麻、辣、甜。

【功效主治】中医：温阳散寒，理气止痛。用于治疗寒疝腹痛、胃寒呕吐、脘腹冷痛、肾虚腰痛等。

壮医：祛寒毒，调火路，通谷道，止痛。用于治疗鹿（呕吐）、心头痛（胃痛）、核尹（腰痛）、兵嘿细勒（疝气）、额哈（毒蛇咬伤）。

药膳制作

【药膳名称】八角焗香鸡

【药膳组方】新鲜土鸡 1500 克，八角 2 个，葱、生姜、大蒜、香菜适量，盐焗鸡粉 15 克，蚝油 10 克，生抽 10 克，花生油、水淀粉适量。

【制作方法】

（1）八角、葱、生姜、大蒜、香菜、蚝油、生抽等配料调制好，盐焗鸡粉均匀涂抹土鸡全身，用调制好的配料腌制 20 分钟后，沥干水分备用。

（2）热锅下油，大火烧开，用热油反复浇在鸡身上，直至鸡皮呈金黄色。

（3）将鸡肉切成一寸见方的条状块，放在铝箔纸上。

（4）取少许腌制调料的原汁，大火烧开，加入少许水淀粉调成芡汁，将芡汁均匀淋在鸡块上，将铝箔纸包好，最后放入微波炉焗 15 分钟即可。

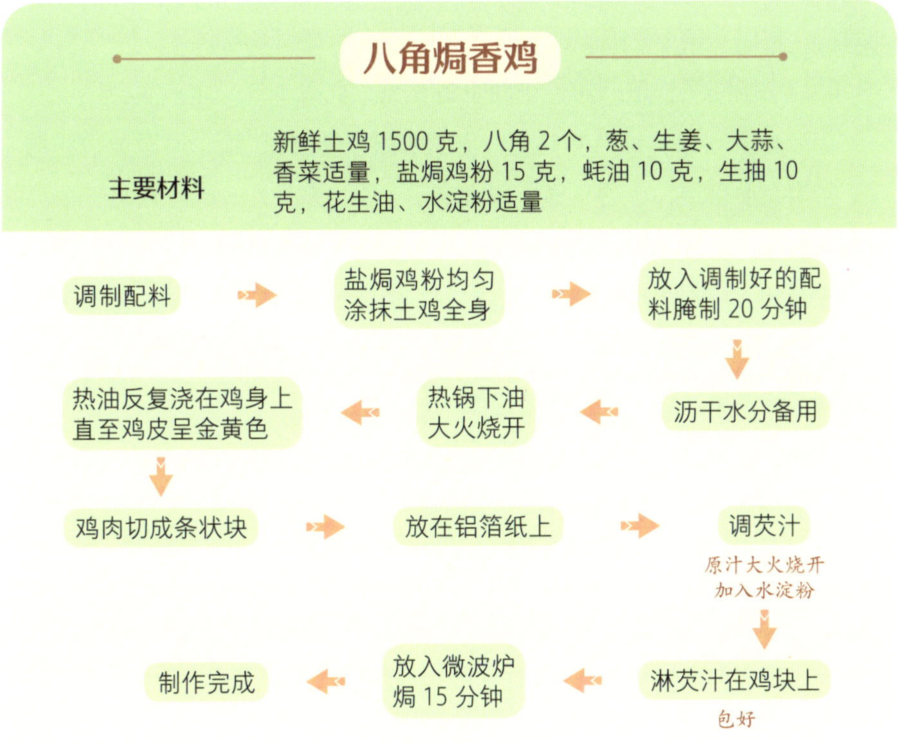

药膳制作流程图

【成品特点】鲜香味浓，柔嫩多汁，咸淡相宜。

【制作注意事项】

（1）火候很关键，油要烧开，浇油时一定要均匀，浇至鸡皮金黄色为佳。

（2）勾芡时一定要用大火，勾芡后要迅速起锅，而后快速淋在鸡块上，这样才能使鸡块保持其鲜嫩的口感。

【功效】温阳散寒、理气止痛。

【适用人群】大部分人群。

【使用注意】阴虚火旺者慎食。

其他药膳验方

①治乳癖（即“乳核”，类似于现代医学的乳腺增生）：准备核桃 1 个砸开取仁，配以八角 1 个捣碎，饭前共咀嚼吞下，每日 3 次。

②治小肠疝气：取八角、小茴香各 9 克，乳香少许，水煎服。

③治腰重刺胀：取八角适量，研为细末，每次 6 克，用温黄酒送服。

④治大便秘结、小便不通：取大麻子（炒、去壳）15 克，八角 7 个，共为末，另取生葱白 4 段，同研煎汤，调中成药五苓散同服。

⑤治胃及十二指肠溃疡：取猪肚内脏 5000 克（切碎），花椒、八角各 50 克，白胡椒 50 克（打碎），共放锅内小火炼油，取油渣约 1500 克，盛于容器内。每天早、中、晚空腹各服 10 ～ 20 克。

补脾益肾——桂圆山药饼

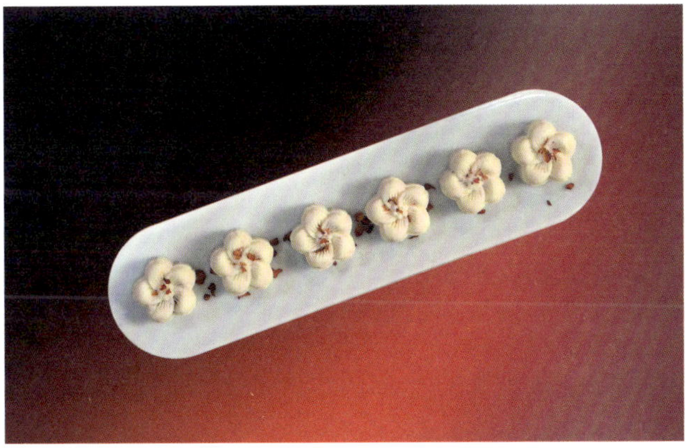

扫一扫　看教程

本草记载

桂圆

《神农本草经》中记载桂圆的作用："主五脏邪气，安志厌食。久服，强魂聪明，轻身，不老，通神明。"《开宝本草》："归脾而能益智。"《日用本草》："益智宁心。"《滇南本草》："养血安神，长智敛汗，开胃益脾。"《本草通玄》："龙眼：甘温益脾，能助火，凡心肺火盛者忌之。"《得配本草》："益脾胃，葆心血，润五脏，治怔忡。"《泉州本草》："壮阳益气，补脾胃。治妇人产后浮肿，气虚水肿，脾虚泄泻。"

山药

《神农本草经》中将山药列为"上品"药材，认为其"补中益气力，长肌肉，久服耳目聪明，轻身，不饥，延年。"《大明本草》："主泄精健忘。"《本草纲目》："益肾气，健脾胃，止泻痢，化痰涎，润皮毛。"《药品化义》："补中益气，温养肌肉。”

民间故事摘录

桂圆

据《兴化府志》记载，宋徽宗即位次年八月，皇后玉体欠安，御医无策，恰逢兴化进贡龙眼到京，皇后品尝，顿觉生津，再食之后玉体康复，徽宗大悦，赐予“桂圆”美名，流传至今。

古代江南某地有一个钱员外，年过半百膝下无子。钱员外连娶三房妻室，总算在 53 岁时得了个儿子。晚年得子，合家欢喜，取名钱福禄。小福禄虽得以娇生惯养，但又瘦又矮，10 岁的他看上去仍像四五岁。远房亲戚王夫人对钱员外说：“少爷若要强身健体，非吃龙眼不可。”王夫人讲了有关龙眼来历的传说：“哪吒打死了东海龙王的三太子，还挖了龙眼。这时正好有个叫海子的穷孩子生病，哪吒便把龙眼给他吃了。海子吃了龙眼之后病好了，长成彪形大汉，活了 100 多岁。海子死后，他的坟上长出一棵树，树上结满了像龙眼一样的果子。从此，在东海边，家家种植龙眼树，人人皆食龙眼肉。”钱员外立即派人去东海边采摘龙眼，并把龙眼肉蒸给福禄吃。福禄吃了一段时间后，果然身强体壮起来。

山药

传说战国时有两国交兵，一方被困山谷。数年后，被困的一方兵强马壮，神奇杀出。事后方知，山谷有大量的薯蓣生长，其块根养人，藤茎可以养马，使人们认识到了山药可食。《湘中记》载，东晋永和初年，有一个采药人来到衡山，迷路粮尽，坐在悬崖下休息，忽看到有一老翁，面色年轻，正对着石壁看书。采药人以饥饿告之，老翁给他食物吃（食物即为薯蓣），并指点他出山之路。采药人走了六天才回到家，而仍不知饥饿，由此方知薯蓣功效神奇。

山药又名薯蓣,《本草衍义》提到,薯蓣,因为唐代宗名“豫”,因此为避讳改为“薯药”;又因为宋英宗名“曙”,为避讳改为山药。

药材档案

桂圆

【别名】龙眼、龙目、比目、荔枝奴、益智、亚荔枝、圆眼等。

【来源】为无患子科龙眼属植物龙眼 *Dimocarpus longan* Lour. 的假种皮。

【产地】分布于我国广西、广东、福建和海南等地。

【化学成分】含糖类、三萜类、酚类、脂类、挥发油、甾体类、核苷等。

【药理作用】具有抗氧化、抗癌、抗菌、增强免疫力、调节内分泌系统等作用。

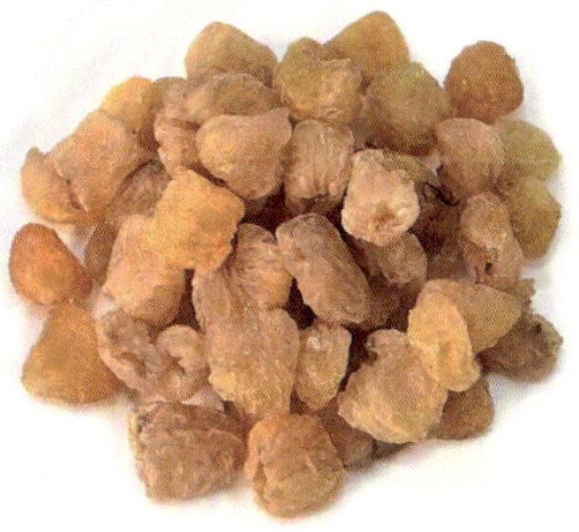

桂圆

【性味归经】中医:甘,温;归心、脾经。壮医:甜,热。

【功效主治】中医:补心安神,养血益脾。用于治疗思虑伤脾,头昏,失眠,心悸怔忡,虚羸,病后或产后体虚,及由于脾虚所致之下血失血症。

壮医:调龙路,补血虚,安神。用于治疗心跳(心悸)、年闹诺(失眠)、嘘内(气虚)、勒内(血虚)。

山药

【别名】土薯、大薯、薯药、薯蓣等。

【来源】为薯蓣科薯蓣属植物薯蓣 *Dioscorea polystachya* Turcz. 的干燥根茎。

【产地】中国主要分布于东北、华北、华中、东南和西南，也见于朝鲜、日本。

【化学成分】含多糖、氨基酸、脂肪酸、山药素类化合物、尿囊素、微量元素、淀粉等。

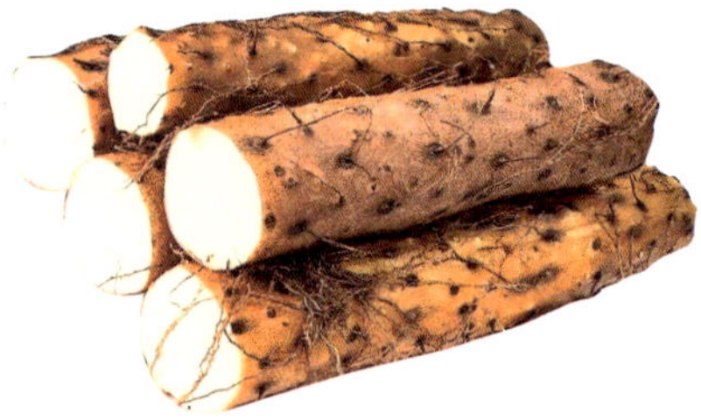

山药植株

【药理作用】具有降血糖、降血脂、抗氧化、调节脾胃、抗肿瘤、免疫调节等作用。

【性味归经】中医：甘，平；归肺、脾、肾经。壮医：甜，平。

【功效主治】

中医：补脾养胃，生津益肺，补肾涩精。用于治疗脾虚食少、久泻不止、肺虚喘咳、肾虚遗精、带下、尿频、虚热消渴。

壮医：调谷道、气道、水道，补肺肾。用于治疗埃病（咳嗽）、墨病（哮喘）、遗精、白冻（泄泻）、喯疳（疳积）、隆白呆（带下）、肉扭（淋证）、啊肉甜（消渴）。

药膳制作

【药膳名称】桂圆山药饼

【药膳组方】山药 350 克，桂圆肉 150 克，大枣 50 克，熟糯米粉 20 克，炼乳 20 克，玫瑰花瓣、清水适量。

【制作方法】

（1）将山药去皮，切成一寸左右的块状，将山药、桂圆肉、大枣放入蒸笼，加清水蒸 20 分钟后，取出晾凉，备用。

（2）大枣去核，切碎，备用。将桂圆肉切碎，放入滤水袋，挤出水分，备用。将桂圆肉和大枣混合，做成山药饼馅料，备用。

（3）用破壁机将山药打碎，加入 20 克炼乳，揉成山药泥。再加入熟糯米粉 20 克，充分揉均匀，揉成山药泥团。

（4）将约 30 克山药泥团捏成扁圆形，包入约 15 克桂圆大枣馅料，从四边向中间捏紧，将接口处捏实搓圆。模具内撒入玫瑰花瓣以提升美观度，将面团放入模具，按压成型即为制作完成。

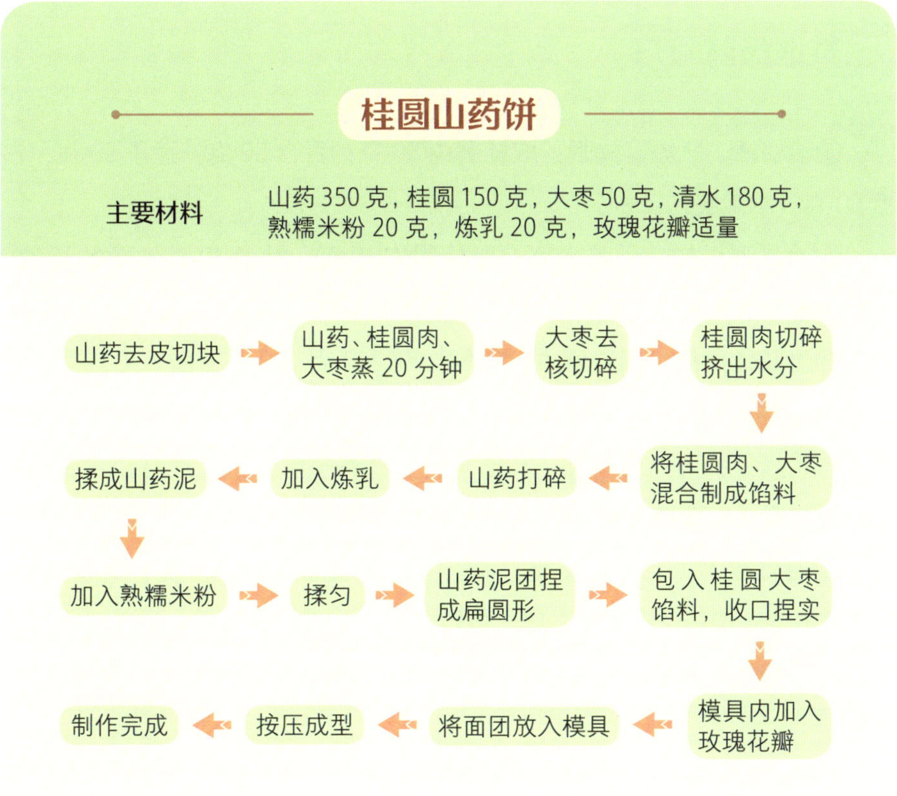

药膳制作流程图

【**成品特点**】造型美观，口感清甜细腻，软糯清香，制成后可作为餐后甜点或早餐等。

【**制作注意事项**】

山药尽量选择铁棍山药，因为其含水量相对较低，做出来的口感更粉糯。

【**功效**】补血益气、平补脾肾。

【适用人群】适用于大部分人群。肺脾气虚（主症见：短气乏力，面色萎黄，咳痰稀薄、大便溏稀）者尤其适用。

【使用注意】阴虚内热、痰火、糖尿病以及痛风等人群少食或慎食。

其他药膳验方

①治心悸、气短、失眠：取桂圆肉 50 克，百合 50 克，莲子 50 克，白糖 50 克，水煎服。

②治鼻咽干燥，干咳少痰：取桂圆肉 10 克，沙参 10 克，麦冬 10 克，冰糖适量，水煎服。

③治肢体痹痛，四肢麻木：取鲜山药 200 克，白芥子粉 5 克，莲子粉 100 克，鲜扁豆 50 克，陈皮丝 5 克，大枣肉 200 克。先将山药去皮切成薄片，再将扁豆、大枣肉捣碎，与莲子粉、白芥子粉、陈皮丝混合，加适量水，调和均匀，蒸糕服用。

④治食欲不振、腹胀便溏：取山药 500 克，面粉 500 克，鸡蛋 3 枚，生姜 100 克。山药洗净煮熟去皮，捣烂如泥，鸡蛋打开备用，生姜洗净捣烂取汁；山药泥、鸡蛋、生姜汁与面粉一同和成面团，做成面条，每次适量，煮食。

⑤治半身不遂，筋脉失养：取鲜山药 250 克，黄酒 1500 毫升，蜂蜜适量。黄酒 500 毫升煮沸，山药去皮放入酒锅，煮至黄酒用尽山药熟，山药取出，剩余黄酒加蜂蜜适量，装瓶备用。山药每日早晨空腹食用，黄酒每次饮 10 毫升，每日 2 次，10 天为 1 疗程。

温经散寒——艾叶粑粑

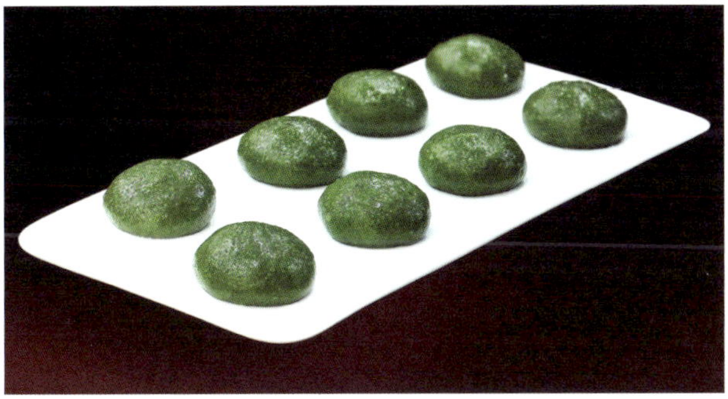

扫一扫　看教程

本草记载

艾叶

明代李时珍《本草纲目》记载："艾叶二月宿根生苗成丛，其茎直生，白色，高四五尺。收以灸病，甚验。艾以叶入药，性温、纯阳之性、通十二经、具回阳、理气血、逐湿寒、止血安胎等功效。故又被称为医草。"

南朝梁代医药学家陶弘景《名医别录》曰："艾叶味苦，微温，无毒。主灸百病，可作煎，止下痢，吐血，下部匿疮，妇人漏血，利阴气，生肌肉，辟风寒，使人有子。"又"艾，生寒熟热"。

《景岳全书》中对艾叶的功效有详细的记载：能通十二经，而尤为肝脾肾之药。善于温中逐冷除湿，行血中之气、气中之滞。凡妇人血气寒滞者，最宜用之。生用捣汁，或熟用煎汤；或用灸百病，或炒热敷熨，可通经络；或袋盛包裹，可温脐膝，表里生熟，俱有所宜。

民间故事摘录

传说唐朝名医孙思邈自幼好学，从5岁开始就跟随父亲走街串巷给人看病，经常到山上采集药品。一天，孙思邈和几个小朋友一起到山上玩耍，有个小朋友一不小心把脚崴了，脚肿得很厉害，动弹不得。小朋友疼痛难忍，坐在地上哇哇直哭。怎么办？孙思邈灵机一动，就从地上拔了一把草放在嘴里嚼烂糊在小朋友疼痛处，过了一会儿，小朋友不哭了，而且肿痛也在逐渐消失。其他小朋友问孙思邈是什么药，孙思邈思索片刻，他想，小朋友哭的时候总是“哎哎”的，就把这种草药叫作“艾叶”吧。从此“艾叶”这种药一直用到今天。

古时有个叫莫徭的人，一天，见一头老象卧在芦苇丛旁痛苦地呻吟着。老象一见莫徭，便举起前脚，只见象脚上扎着一根尖锐的竹钉。莫徭急忙走到老象身旁，用力将竹钉拔出，鲜血随即涌出。旁边的小象用鼻子拔起一把艾叶，举向莫徭。莫徭将艾叶敷在老象的伤口上，不多时血便止住了，老象竟能站起来走动了。后来老象常带小象为莫徭耕田犁地，以报答莫徭的救命之恩，艾叶的功效也因此流传开来。

药材档案

艾叶

【别名】艾蒿、香艾、蕲艾等。

【来源】为菊科蒿属植物艾 *Artemisia argyi* H. Lév. & Vaniot. 的干燥叶。

【产地】分布于湖北、安徽、山东、河北等地。

【化学成分】含挥发油、黄酮

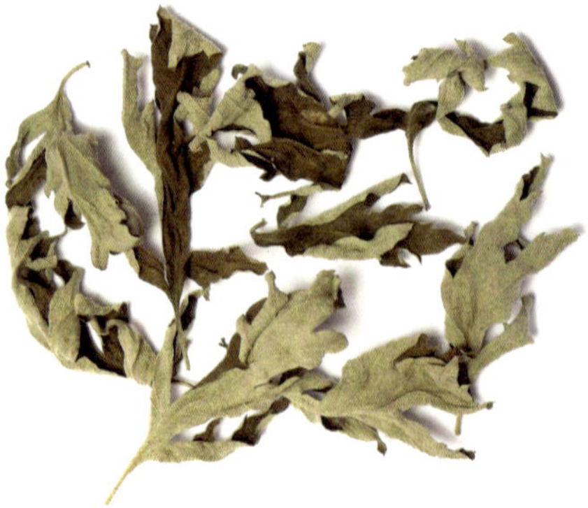

艾叶饮片

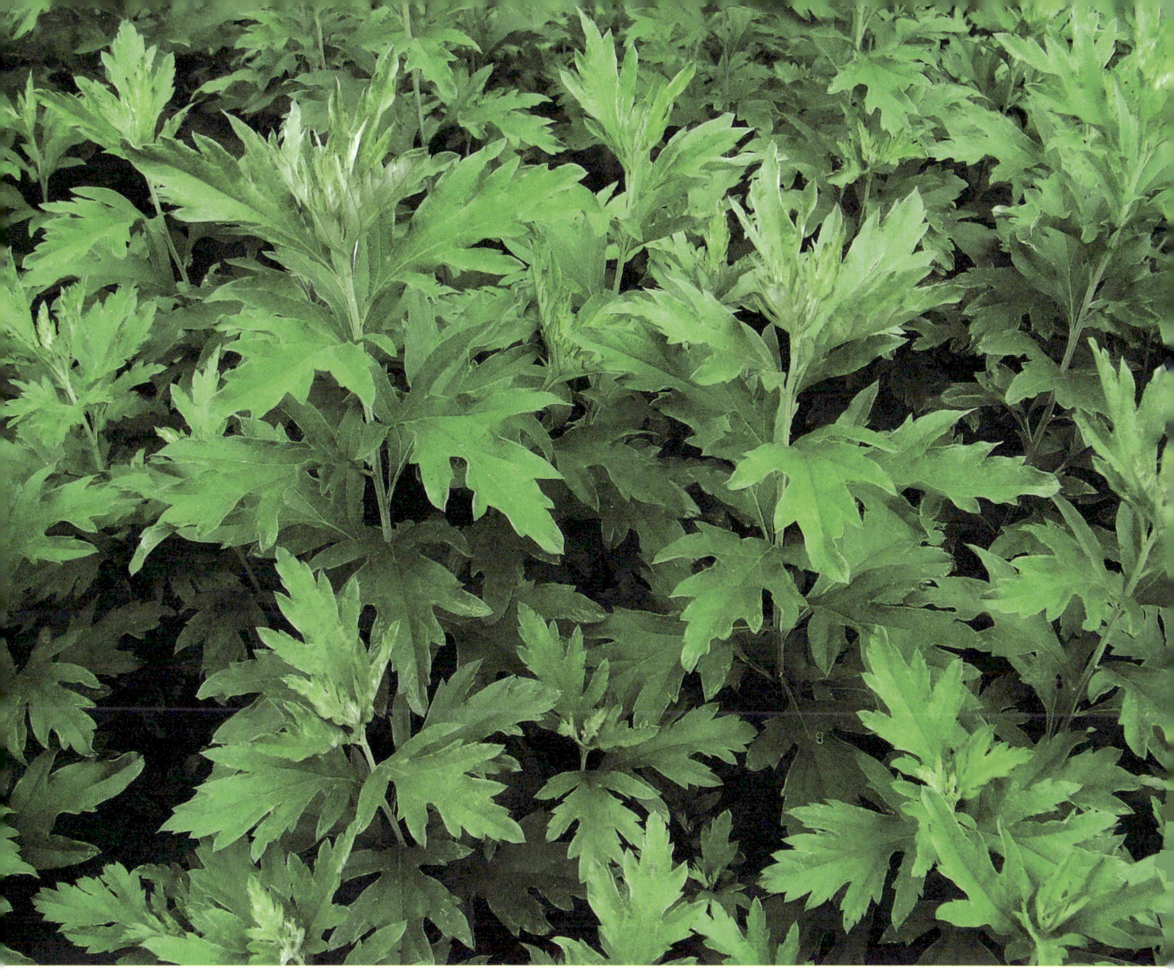

艾叶

类、微量元素、苯丙素类、三萜类化合物等。

【药理作用】具有抗菌、抑菌、抗肿瘤、抗癌、保肝利胆、止咳平喘、抗过敏等作用。

【性味归经】辛、苦，温；归肝、脾、肾经。

【功效主治】

中医：温经止血，散寒止痛，降湿杀虫，安胎；外用祛湿止痒。主治：用于吐血，衄血，崩漏，月经过多，胎漏下血，少腹冷痛，经寒不调，宫冷不孕，胎动不安；外治皮肤瘙痒。醋艾炭温经止血，用于虚寒性出血。

壮医：散寒毒，祛风毒，调谷道、水道、气道。贫痧（痧病）、发旺（痹病）、核嘎尹（腰腿痛）、活邀尹（颈椎病）、旁巴尹（肩周炎）、骆芡（骨性关节炎）、隆芡（痛风）、麻抹（麻木）、甭裆呷（半身不遂）、林得叮相（跌打损伤)、巧尹(头痛)、能啥能累(瘙痒、湿疹)等。

【用法用量】煎服，3～9克，或入丸、散；或捣汁。外用适量，供灸治或熏洗用。

药膳制作

【药膳名称】艾叶粑粑

【药膳组方】新鲜艾叶100克，糯米粉160克，澄面粉45克，白砂糖60克，猪油100克，花生100克，芝麻100克，小苏打5克，清水适量。

【制作方法】

（1）制馅：提前将花生、芝麻炒香，然后放入石臼。加入40克白砂糖，与花生芝麻一起捣成碎末；加入70克猪油，搅拌均匀，制成馅心备用。

（2）调汁：将新鲜艾叶去梗，取叶子及嫩芽，洗净；烧水，水烧开后放入5克小苏打，搅拌后再放入艾叶，待艾叶颜色变成翠绿色，捞出过冷水(可事先在清水中放入一些冰块)，将艾叶放入破壁机进行粉碎，制成青汁。

（3）制皮：取45克澄面粉，加入90克开水，迅速搅拌，将澄面团揉至表面光滑、软硬适中即可；取150克青汁倒入糯米粉中，加入20克白砂糖，搅拌均匀，揉成面团，加入30克猪油揉和均匀，加入刚做好的澄面团，继续揉和至均匀，直至面团表面光滑、软硬适中制成艾叶皮。

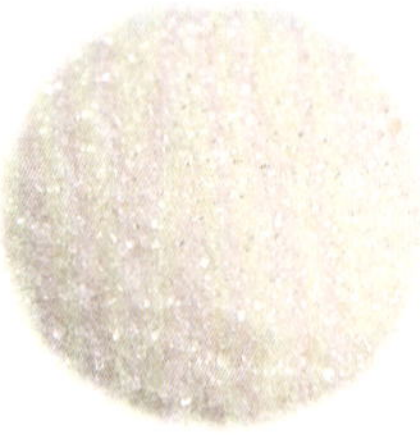

白砂糖

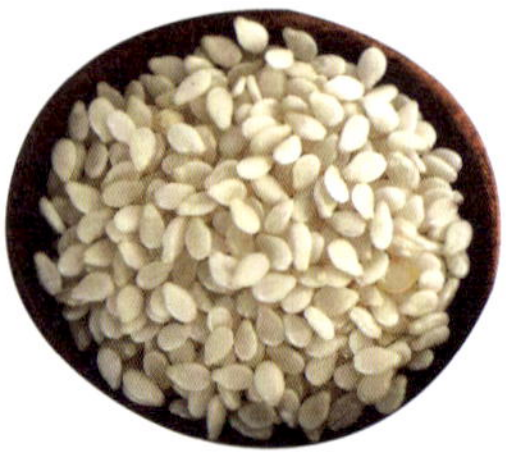

白芝麻

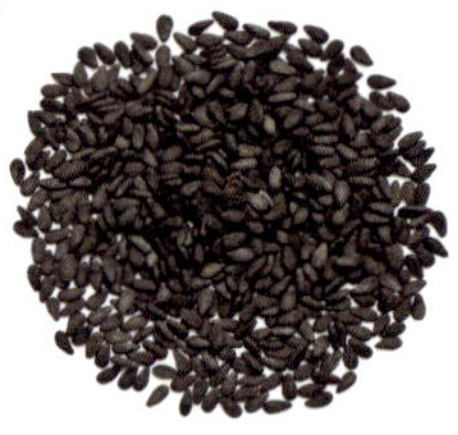

黑芝麻

（4）成型：把艾叶皮分成 40 克左右的小面团，把馅心料揉成 20 克左右的馅心小球；将馅心小球包入小面团，从四边向中间捏紧，将接口处捏实搓圆，做成球形，沾上油，放在柚子叶或芭蕉叶上备用。

（5）成熟：蒸锅里烧开水后，将制作好的艾粑粑放入蒸锅里大火蒸 10 分钟，关火后连叶取出，即可食用。

（备注：凉吃也另有一番风味，若放置时间过长，艾粑粑变硬，可先入油锅煎后再食用，口感更佳。）

艾叶粑粑

主要材料 新鲜艾叶 100 克，糯米粉 160 克，澄面粉 45 克，白砂糖 60 克，猪油 100 克，花生 100 克，芝麻 100 克，小苏打 5 克，清水适量

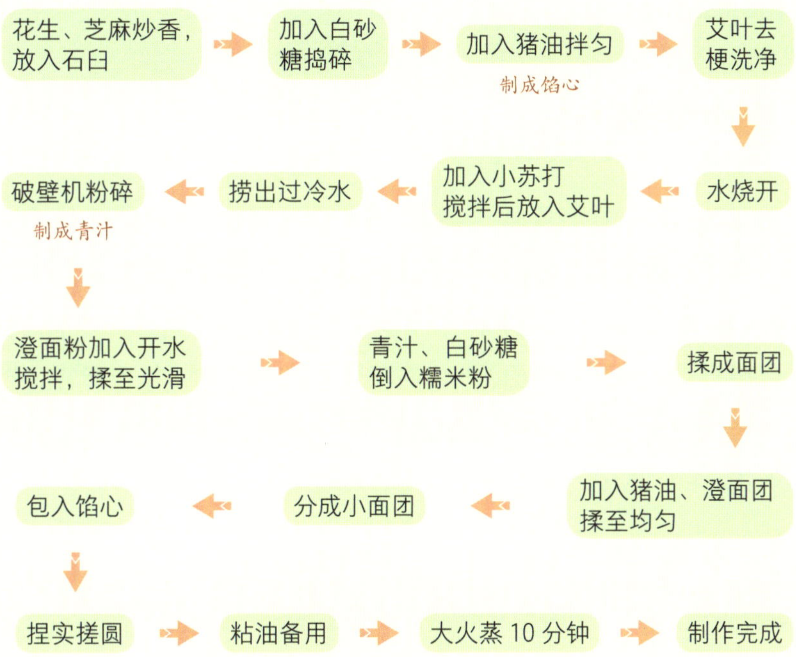

药膳制作流程图

【成品特点】口感爽滑软糯，有艾叶的特殊香味。可以作为主食充饥，亦可用作糕点小吃。

【制作注意事项】

（1）艾叶要选取鲜嫩的芽叶，这样制作出来的艾粑粑才会清香甘苦。

（2）艾叶打汁时，水不宜太多，搅得动即可。

（3）揉面时，尽量揉久些，以便艾叶能充分和糯米粉搅拌均匀。

（4）艾叶能与花生芝麻馅或者豆沙馅等甜味馅心充分融合，口感较为适宜，若控糖者也可以用咸料作馅。

（5）艾粑粑比较软糯，易粘锅，可将其铺在叶子上蒸熟；如果放在盘里，则需要在盘底抹花生油，凉透了才能取出，否则成品不易成型，影响美观。

【功效】健脾和胃、祛风驱邪。

【适用人群】老少皆可食用。

【使用注意】阴虚血热者慎食。

其他药膳验方

①滋补虚损、补气养血：艾叶炖鸡汤。先将一只母鸡处理干净，再将艾叶洗净，然后把艾叶和母鸡一起放入锅中，之后加入适量米酒和清水炖汤即可。

②暖宫安胎：艾叶蛋花汤。先将艾叶放入盐水中浸泡 10 分钟，然后将艾叶放入沸水中过水后取出，将过水后的艾叶放入新的沸水中，同时将打散的鸡蛋液倒入锅中，煮熟即可。

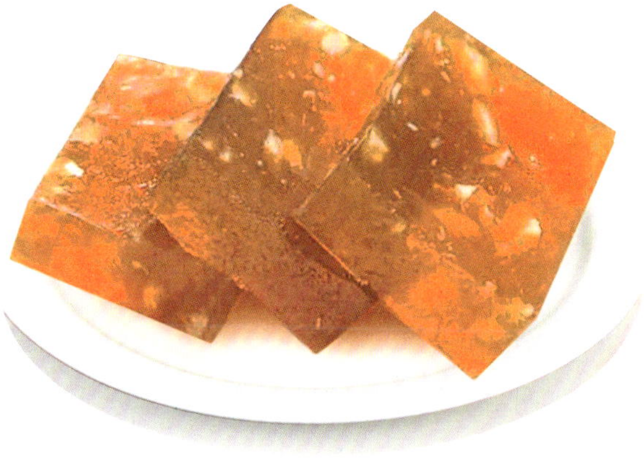

清凉生津——马蹄糕

扫一扫　看教程

本草记载

马蹄

荸荠外形像马的蹄掌，故民间俗称“马蹄”。《本草纲目》记载荸荠能消食化痰。《本草纲目·果六·乌芋》：“乌芋，其根如芋，而色乌也，凫喜食之，故《尔雅》名凫茈。后遂讹为凫茨，又讹为荸荠。”《食疗本草》：“荸荠，下丹石，消风毒，除胸中实热气。”《中药大辞典》：“荸荠性味甘、微寒、无毒，有温中益气、清热开胃、消食醒酒的功效。临床上可用于缓解热病烦渴、痰热咳嗽、咽喉疼痛等症状。”

民间故事摘录

相传，在唐高宗刚继位时，岭南节度使听说广州泮塘当地有五种食物十分出名，分别为马蹄、莲藕、茨菇、茭笋、菱角。于是，节度使让画师画了一幅“泮塘五秀”图，并带上这五种食物来面见唐高宗。唐高宗不胜欣喜，下令把这五种食物作为祭祀物的必备品。

一年，有个叫贤的人，因为得罪了武后，被废除身份贬为庶民，后郁郁而终。贤有三个儿子，名为光顺、守礼、守义。守义后来得到了“泮塘五秀”图。垂拱四年，守义因病重长期卧床，去世前把“泮塘五秀”图传给了长子承敖。承敖及后人秉承祖训，后晋天福元年进入广州定居。承敖的后代找到“泮塘五秀”图后，就迁至泮塘村居住。恰好赶上马蹄丰收的日子，于是按照当地的习俗，品尝了新鲜的马蹄，觉得甘甜可口，所以决定把鲜马蹄储存下来以后享用。可是不久以后，鲜马蹄就开始慢慢腐烂，于是将马蹄去皮捣浆置于釜中，慢火焙干成粉。将粉水煮成糊分给乡民食用，大家都觉得味道和鲜马蹄不相上下。因其用“泮塘马蹄”制作，所以称之为“泮塘马蹄粉”，即为现今的马蹄糕。

药材档案

马蹄

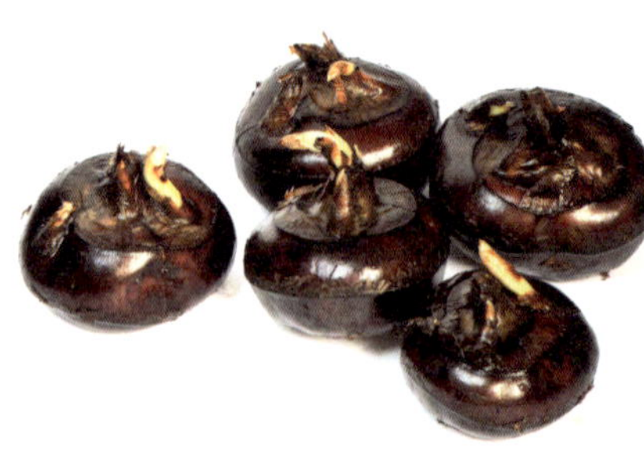
马蹄

【别名】荸荠、通天草、乌芋、地栗、地梨、水栗等。

【来源】为莎草科荸荠属植物荸荠 *Eleocharis dulcis* (Burm. f.) Trin. ex Hensch. 的球茎。秋后采收，阴干或鲜用。

【产地】主要分布于广西、广东、江苏、安徽、浙江等水泽地区。

【成分】含碳水化合物、蛋白质、膳食纤维、维生素、矿物质等。

【药理作用】具有抗菌、抗氧化、降血脂等作用。

【性味归经】中医：甘，寒；归肺、胃经。壮医：甜，寒。

【功效主治】中医：清热生津，化痰，消积。用于治疗温病口渴、咽喉

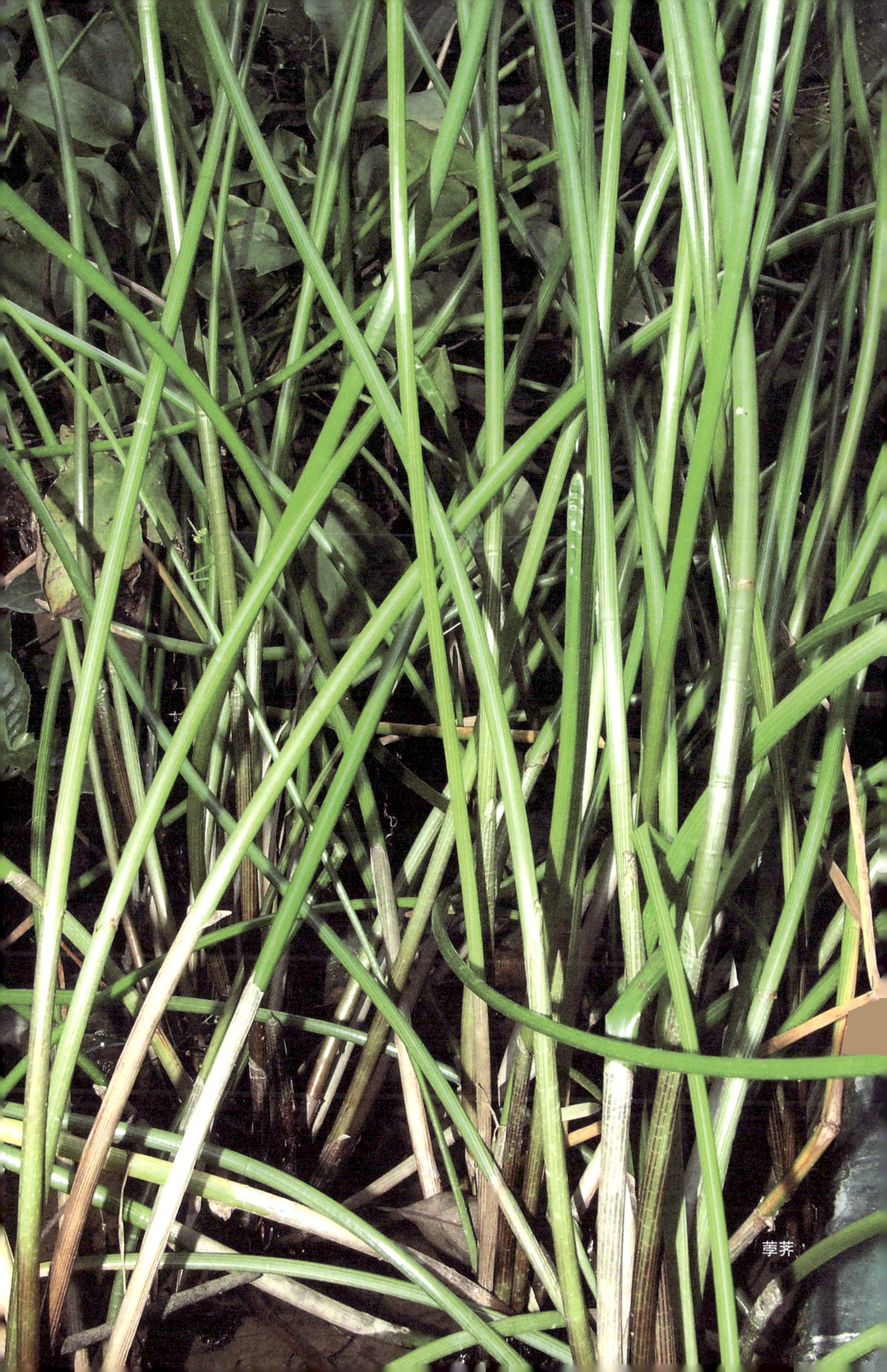

荸荠

肿痛、痰热咳嗽、目赤、热淋、食积。

壮医：清热毒，消肿痛，通气道、谷道、水道。用于治疗货烟妈（咽炎）、发得（发热）、埃病（咳嗽），东郎（食积）、阿意囊（便秘）、肉扭（淋证）、嗒咛（结膜炎）。

药膳制作

【药膳名】马蹄糕

【药膳组方】马蹄粉 500 克，红片糖 300 克，新鲜马蹄 250 克，清水 2500 毫升。

【制作方法】

（1）新鲜马蹄去皮洗净，切成碎片状，备用。

（2）500 克马蹄粉加 1500 毫升清水搅拌并过滤筛，直至无颗粒状物，制成生浆。

（3）将 300 克红片糖放入锅中加 1000 毫升水，煮至红片糖溶化，制成糖水。

（4）往热糖水中加入两汤勺生浆，搅拌均匀，制成熟浆。

（5）将制好的熟浆倒入生浆，加入马蹄碎片，搅拌均匀，制成生熟浆。

（6）将生熟浆倒入模具，放入蒸笼。

（7）小火蒸 20 分钟，取出晾凉即可。

马蹄糕

主要材料 马蹄粉 500 克，红片糖 300 克，新鲜马蹄 250 克，清水 2500 毫升

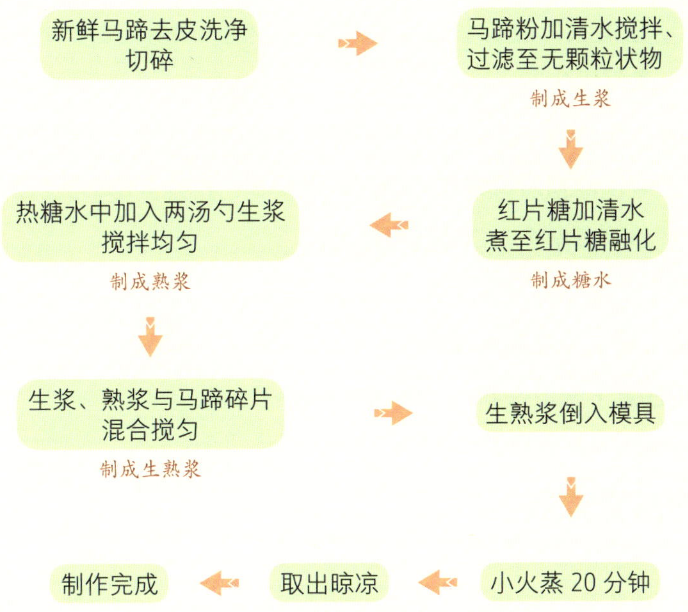

药膳制作流程图

【**成品特点**】色泽金黄，口感软滑爽嫩，有马蹄颗粒清脆口感，咀嚼后口腔有生津润滑感。

【**制作注意事项**】

（1）马蹄品质要求：以个大、新鲜、皮薄、肉细、味甜、爽脆、少渣者为佳。

（2）马蹄粉品质要求：以优质马蹄为原材料制作，粉质细腻、色泽洁白、无夹杂异物为佳。

（3）在制作马蹄粉生浆、红片糖溶水、倒生浆过程中会出现沉淀物，应注意去除。

（4）蒸马蹄糕的关键，在于烫生浆的热糖水，水温应控制在 80 摄氏度左右，此时将热糖水加入生浆时，熟浆呈半透明糊状。如果生浆倒入后马上结成透明疙瘩状，说明水温过高，烫得过熟；如果还是白色糊状，说明水温过低，烫得太生。

（5）将生熟浆倒入蒸盘模具时，应尽量将表面抹平，否则会影响观感。

（6）须彻底凉却后再将糕体倒出蒸盘模具，否则会影响成形。

（7）糖量可根据个人口味适当增减。

【功效】润肺化痰，生津通便，利尿通淋。

【适用人群】大部分人群。

【使用注意】脾胃虚寒者、消化能力弱者慎食。

其他药膳验方

①治热病伤津：取荸荠 150 克，竹蔗 150 克，煮水，适量冰糖调味。

②治肺热咳痰：取荸荠 150 克，雪梨 100 克，甘蔗 1 段（约 50 厘米），洗净取汁饮服。

③治湿热尿少：取荸荠 30 克，车前草 20 克，茵陈蒿 15 克，水煎服。

④治热性便秘：取鲜荸荠 50 克，南瓜 50 克，燕麦 25 克，香米 25 克，煮粥，适量红糖调味。

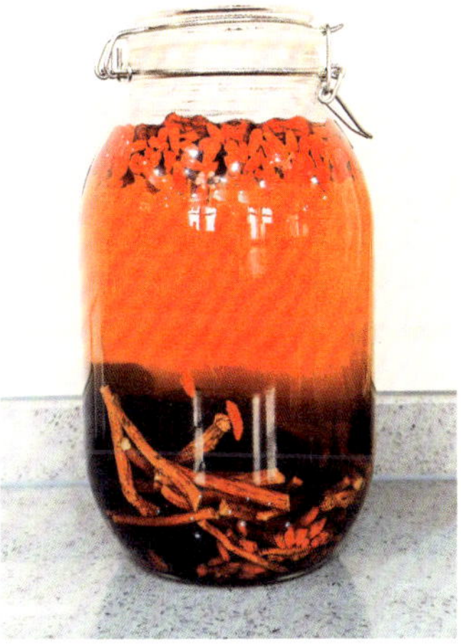

补血补肾——黄精酒

扫一扫　看教程

本草记载

黄精

《本草纲目》:“黄精受戊己之淳气，故为补黄宫之胜品。土者万物之母，母得其养，则水火既济，木金交合，而诸邪自去，百病不生矣。补诸虚，止寒热，填精髓，下三浊。”《景岳全书》:“一名救穷草。味甘微辛，性温。能补中益气，安五脏，疗五劳七伤，助筋骨，益脾胃。润心肺，填精髓，耐寒暑，下三虫，久服延年不饥，发白更黑，齿落更生。”《本经逢原》:“黄精，宽中益气，使五藏调和，肌肉充盛，骨髓坚强，皆是补阴之功。”《广西中药资源名录》:“补气养阴，健脾，润肺，益肾。”

民间故事摘录

《稽神录》记载了一个女婢服食黄精就能轻身腾飞的传说。相传五代十国时期江西临川有一女子，被迫到一士人家中为婢，因不堪虐待，逃进山中。不久所带干粮吃光，只得饮山泉充饥。一天，她昏倒在溪边，醒来见溪旁有一丛野草鲜嫩可爱，遂连根拔起大嚼，倍觉甜美。自此，她饥则以此草为食，渴则以清水为饮。久之便腹不知饥，口不思渴，往来林中竟觉身轻体健。

一天夜里，该女子睡于大树下，忽从梦中惊醒，听得草中兽走声急，以为虎狼寻来，十分惧怕。惶恐中，急想上树，刚生此念，已于树上，她觉惊喜，仿佛梦中。次日清晨欲跳下树来，不觉身已飘然而下，立于树旁，她惊喜至极，以为有神灵相助。从此，她意有所往，身则然而至。往来山林，攀崖逾涧，轻捷矫健。士人闻之大惊，以为婢女成仙，恐其前来报复，日不食，夜不眠，家奴说："婢女哪有什么仙骨，不过吃了山中药草黄精，才使身体灵健。"

此传说虽说有些夸大其词，但黄精却自古便被列为上品。李时珍释名时，便把黄精当"黄金"。《日华子本草》说它"补五劳七伤，助筋骨，止饥，耐寒暑，益脾胃，润心肺"，确属上等补益良药。

药材档案

黄精

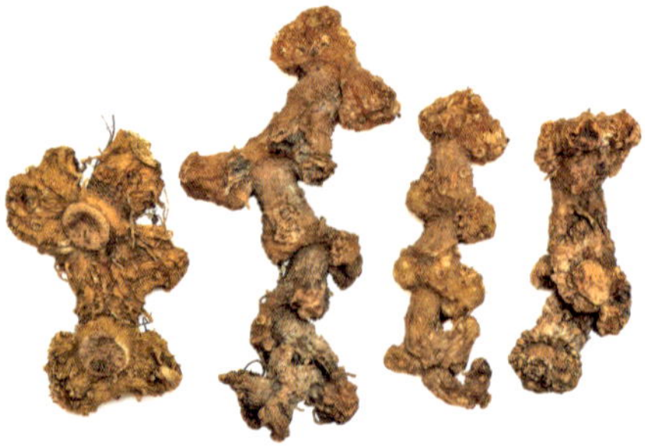

黄精饮片

【别名】鸡头黄精、山姜、山捣臼等。

【来源】为天门冬科黄精属植物多花黄精 *Polygonatum sibiricum* Redouté 的干燥根茎。春、秋二季

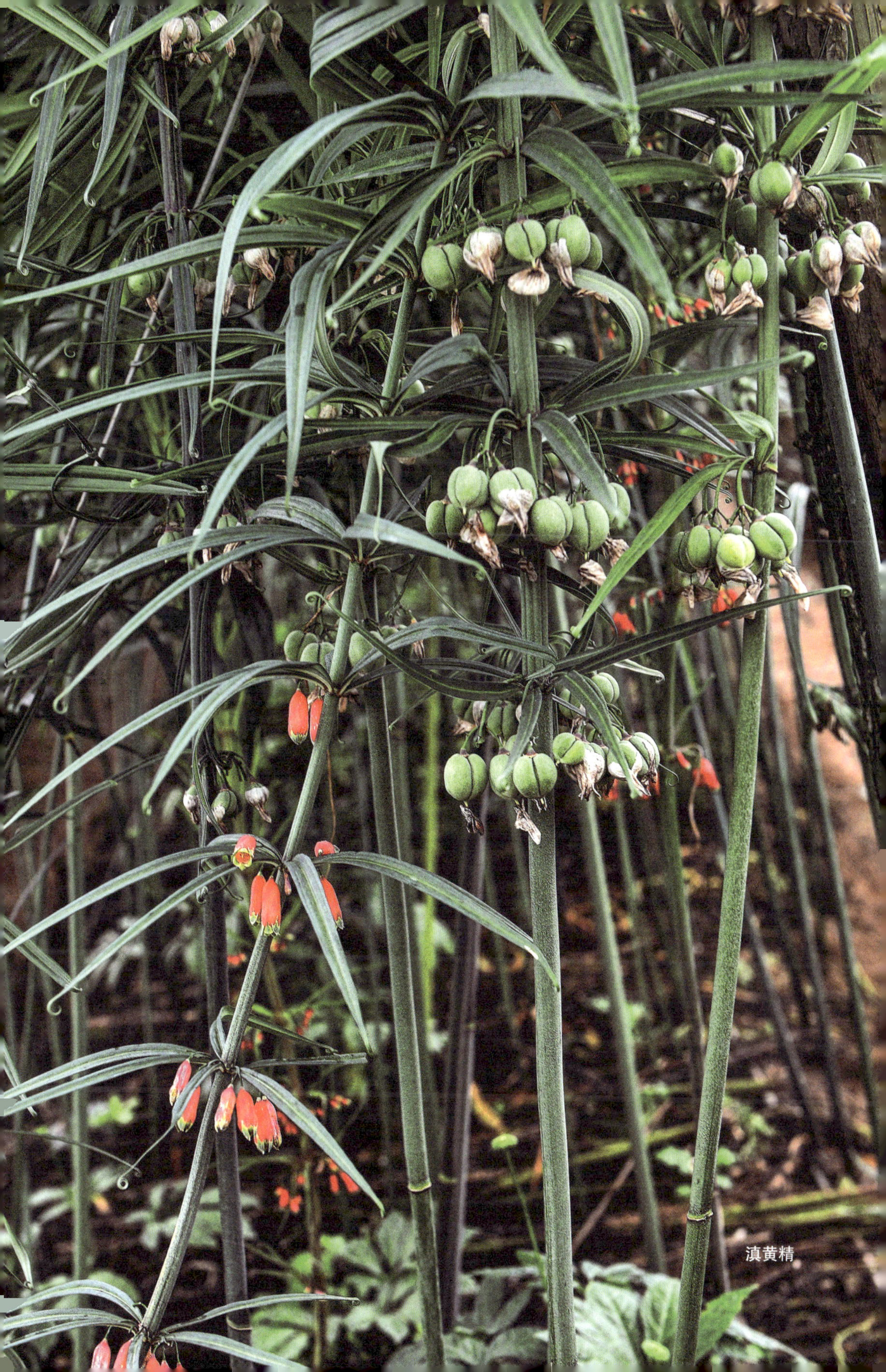

滇黄精

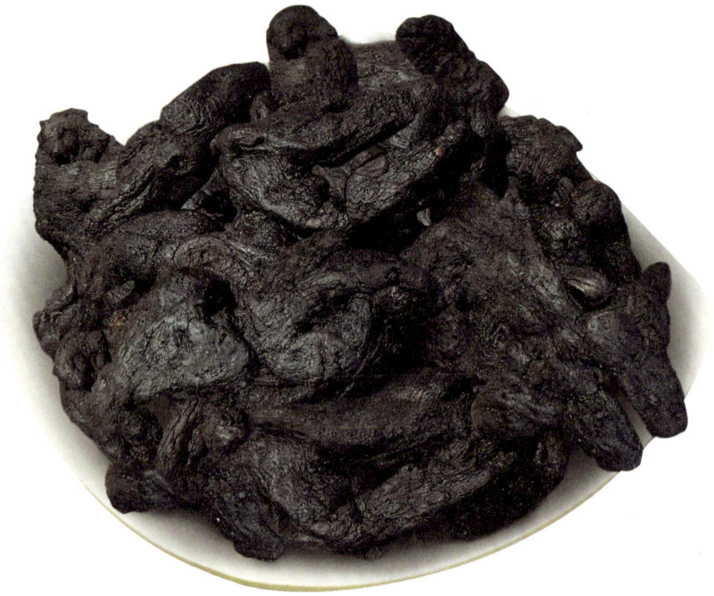

制黄精

采挖，除去泥沙和根须，洗净，置沸水中略烫或蒸至透心，干燥。

【产地】分布于四川、贵州、湖南、湖北、河南、江西、安徽、江苏南部、浙江、福建、广东、广西。广西各地均有栽培。

【化学成分】含多糖、甾体皂苷类、黄酮类、氨基酸类等。

【药理作用】具有辅助调节血糖、减轻冠状动脉硬化程度、抗氧化、抗疲劳、延缓衰老等作用。

【性味归经】中医：甘，平；归脾、肺、肾经。壮医：甘，平。

【功效主治】

中医：补气养阴，健脾，润肺，益肾。用于治疗脾胃气虚、体倦乏力、口干食少、肺虚燥咳、精血不足、内热消渴、胃阴不足、劳嗽咳血、腰膝酸软、须发早白。

壮医：补虚，强筋骨。用于治疗肺痨咳血、病后体弱、阴虚内热、发旺（风湿骨痛）、啊肉甜（糖尿病）、高血压。

药膳制作

【药膳名称】黄精酒

【药膳组方】新鲜黄精 500 克，党参 50 克，枸杞子 50 克，大枣 50 克，桂林三花酒 4000 克。

【制作方法】新鲜黄精洗净切片，晒干，九蒸九晒，装入细绢袋，再将其他药品和桂林三花酒（酒精度数 40° ～ 53° ）一同浸于陶瓷坛内，盖上盖封坛，浸泡约半年后即成。

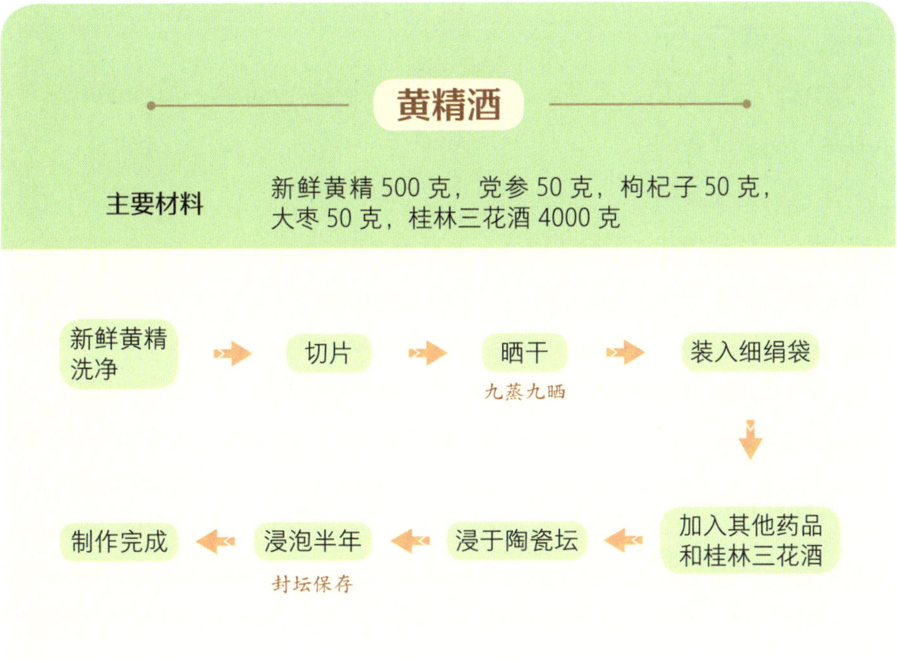

药膳制作流程图

【成品特点】酒体金黄透亮，入口绵柔怡畅，饮后舌留余香。

【制作注意事项】黄精泡酒应选用密封性好的陶坛、玻璃器皿或瓷器来浸泡。选用密封性好的容器能够保证酒的纯度和品质，同时也有助于黄精有效成分的溶解和提取。在酿制黄精酒时，需要注意容器的清洁卫生，以免杂质和其他物质混入其中，影响酒的口感和品质。

【功效】健脾益肾，养阴延年。

【适用人群】适用于病后体虚、肺肾阴虚、干咳少痰、脾胃虚弱、肾精亏虚、内热消渴等人群。

【使用注意】如非必要未成年人不宜服用，酒精过敏者禁用。

其他药膳验方

①黄精竹叶麦冬粥：取黄精、麦冬各 20 ～ 30 克，淡竹叶 15 克，粳米 100 克，大枣 3 枚。

制法：先将黄精、麦冬、淡竹叶、大枣浸泡 10 分钟，加水煎取浓汁，入粳米一同煮成粥即可。

用法：适量食用。

功效：甘淡清热，补脾和胃。

适用人群：暑热气短、乏力、口渴、纳呆者。

②黄精枸杞粥：取黄精、枸杞子 20 ～ 30 克，粳米 100 克。

制法：将黄精、枸杞子用清水冲洗干净，浸泡 10 分钟，加水煎取浓汁，入粳米一同煮成粥即可。

用法：每日分 2 次服用。

功效：益肾养阴。

适用人群：肺肾阴虚者。

③黄精石斛茶：取黄精 10 克、石斛 6 克、绿茶 3 克。

制法：将黄精、石斛共研成粗末，与绿茶一同放入大杯中，用沸水冲泡，加盖焖 10 分钟即成。

用法：顿服，可反复冲泡 3 ～ 5 次。

功效：健脾养胃，调和胃气。

适用人群：脾胃虚弱、脾胃不和者。

④黄精鸡：取黄精 15 克，鸡 1500 克，料酒、食盐、白砂糖、葱段、生

姜片各适量。

制法：将黄精洗净切段，鸡宰杀去毛，处理干净后，沸水下锅焯去血水，捞出用清水洗净。锅内放鸡、黄精和适量水，加入料酒、食盐、白砂糖、葱段、生姜片，大火烧沸后改小火炖烧至鸡肉熟烂，拣去黄精、葱段、生姜片，出锅即成。

功效：补中益气，润肺补肾。

适用人群：体倦乏力、虚弱羸瘦、纳呆食少、肺痨咳血、筋骨软弱、风湿疼痛者。

⑤黄精炖猪肉：取黄精 15 克，猪瘦肉 150 克，食盐、料酒、葱段、生姜、胡椒粉各适量。

制法：将猪瘦肉洗净，放入沸水锅中焯去血水，捞出切成块；黄精洗净切片，葱段、生姜拍碎。将猪瘦肉、黄精、葱段、生姜、料酒同时放入锅中，注入适量清水，大火烧沸后改小火炖至肉熟烂，拣去葱段、生姜、黄精，加食盐、胡椒粉调味即成。

功效：补肾养血，滋阴润燥。

适用人群：肾虚精亏、肺胃阴虚、脾胃虚弱、病后体弱、产后血虚者。

健脾祛湿
——薏苡仁祛湿粥

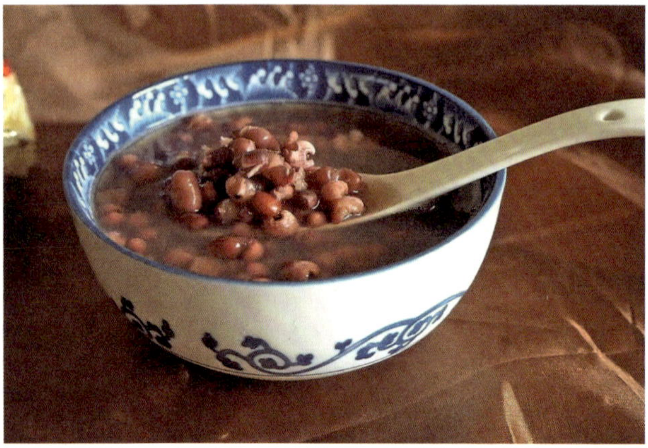

扫一扫　看教程

本草记载

薏苡仁

薏苡仁又称薏米，为禾本科多年生草本植物。《神农本草经》以上品录之："薏苡仁，味甘，微寒，主筋急拘挛，不可屈伸，风湿痹，下气。"薏苡仁不仅是治病良药，亦是食疗佳品，可利水渗湿、健脾止泻。现代药理研究表明，薏苡仁还具有防治高血压、提高免疫力、降血糖、抗炎等作用。

民间故事摘录

东汉时期，"伏波将军"马援奉汉光武帝刘秀之命远征广西，平息南疆之乱。军中士卒都是北方人，受南方瘴气影响，众多士卒患病。患病者大多手足麻木、下肢浮肿，进而发展为全身肿胀，严重影响到大军的行军打仗。马援只好下令安营扎寨，随军郎中也没治过此病，眼看患病将士日益增多，马援便下令贴告示：“如有人献方能治此病，赏银五百两。”一直到第七天，才见一个乞丐来营外揭了告示。马援便问：“你有何方？”乞丐从讨饭罐里拿出一把像珠子一样的东西说，这叫“薏珠子”，也叫“薏苡仁”，这边田里都有种植，用它煎汤，喝完后就会好的。马援半信半疑，遂让士兵采来试试。没想到这个方子治瘴真灵验，士兵服了薏苡仁汤后很快好了。马援准备重谢乞丐时，乞丐却不见了。

后来，马援平定南疆凯旋时，带回几车薏苡仁种子，准备在北方种植。谁知此事被人诬告为马援搜刮大量明珠，要请皇上治他的罪，史称“薏苡之谤”。白居易也曾写有“薏苡谗忧马伏波”的诗句。后人为纪念这位清廉奉公的将军，便把那座山称为“伏波山”，山中的洞称为“还珠洞”。这就是现今广西桂林漓江畔上的“伏波胜境”，而“薏苡仁”也就有了“薏珠子”的美誉。

药材档案

薏苡仁

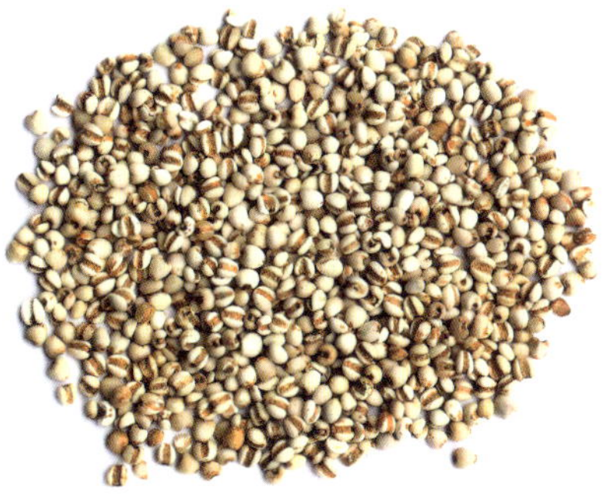

薏苡仁饮片

【别名】薏米、苡米、川谷、薏仁、米仁、薏米仁、苡仁、薏仁米、薏珠子、草珠子、六谷子等。

【来源】为禾本科薏苡属植物薏苡 *Coix lacryma-jobi* L. 的干燥成熟种仁。

【产地】我国薏米种植面积广泛，主要分布于贵州、广西、辽宁、河北、浙江、福建、广东等地。

【化学成分】含薏苡仁酯、酚酸、甾醇、黄酮、内酰胺、三萜、生物碱、腺苷、维生素 B、维生素 C 等。

【药理作用】具有镇静、抗惊厥、抗炎、抗菌、抗肿瘤、降血糖、抗炎

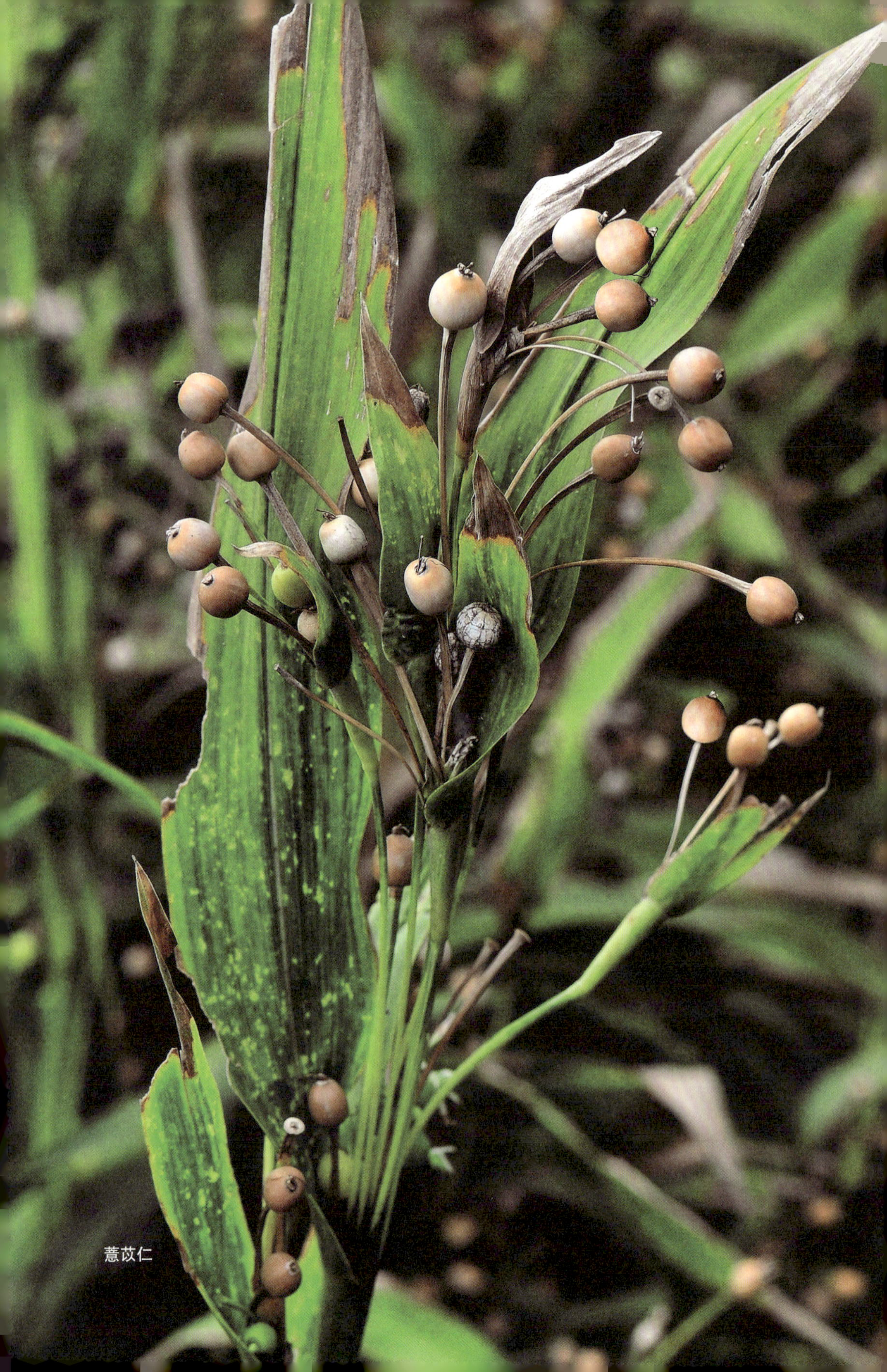
薏苡仁

镇痛、提高免疫力、调节血脂代谢、抑制骨质疏松等作用。

【性味归经】甘、淡，凉；归脾、胃、肺经。

【功效主治】中医：利水渗湿，健脾止泻，除痹，排脓，解毒散结。用于治疗小便不利、水肿、脚气、脾虚泄泻、肺痈等。

壮医：调水道、谷道，祛湿毒，清热毒，除瘴毒。用于治疗白冻（泄泻）、笨浮（水肿）、阑尾炎、胰腺炎、隆白呆（带下）、能啥能累（湿疹）、下肢溃疡、扁平疣、瘴气（疟疾）、癌肿、痛风。

药膳制作

【药膳名】薏苡仁祛湿粥

【药膳组方】薏苡仁 50 克，白扁豆 30 克，桂圆 30 克，芡实 30 克，莲子 30 克，红枣 30 克，赤小豆 50 克，小麦 30 克，黑糯米 30 克，白糯米 30 克，红糖 30 克，清水 2500 毫升

【制作方法】

（1）薏苡仁、赤小豆、芡实、莲子、白扁豆热水浸泡 2 小时。

（2）白糯米、黑糯米、小麦、桂圆、红枣洗净。

（3）所有原料倒入高压锅中，加入 2500 毫升清水。

（4）高压锅上汽后熬煮 30 分钟，加入红糖调味即可出锅。

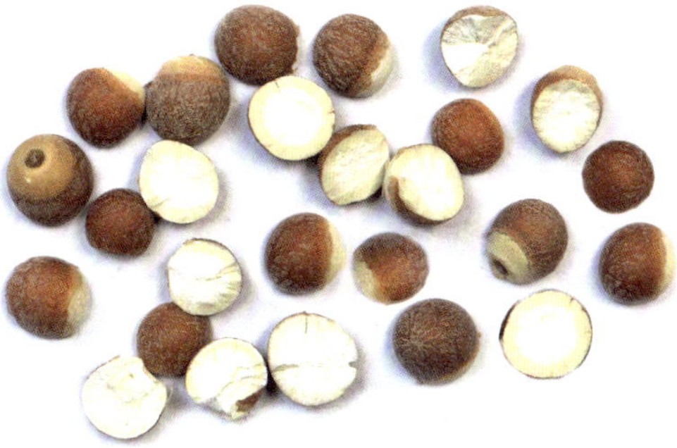

芡实饮片

薏苡仁祛湿粥

主要材料 薏苡仁 50 克，白扁豆 30 克，桂圆 30 克，芡实 30 克，莲子 30 克，红枣 30 克，赤小豆 50 克，小麦 30 克，黑糯米 30 克，白糯米 30 克，红糖 30 克，清水 2500 毫升

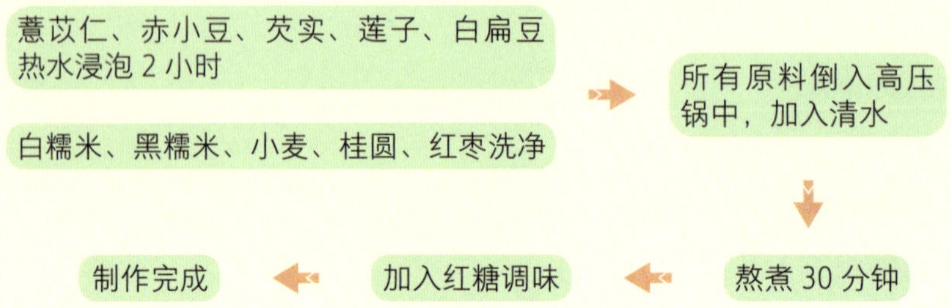

药膳制作流程图

【成品特点】成品浓稠，软糯甘甜，入口细腻，易于消化和吸收。老少皆宜，是两广地区常见的甜点美食。

【制作注意事项】

（1）薏苡仁、赤小豆、白扁豆、芡实、莲子务必先提前用热水浸泡 2 小时。

（2）出锅后，依据个人喜好调好糖的用量。

（3）可根据个人喜好，适量加入药食两用的陈皮，以增强祛湿效果。

【功效】健脾祛湿、消肿利水、益肾固精。常服可起到止泻祛湿，利尿消肿的作用，可用于脾虚湿盛所致的脘腹胀满，便溏久泻，白带清稀，小便不利，肢体倦怠，神疲乏力，少气懒言等。

【适用人群】大部分人群。

【使用注意】阴虚火旺、阴液耗损者少食；糖尿病患者慎用。

其他药膳验方

①治水肿喘急:《集验独行方》以之与郁李仁汁煮饭服食。

②治脚气浮肿：可与防己、木瓜、苍术同用。

③祛湿健脾、清热解毒、养心安神：取薏苡仁 50 克，莲子 10 颗，红豆 30 克。将红豆泡发，薏苡仁和莲子提前浸泡 40 分钟左右，锅里放入适量清水，放入浸泡好的食材，大火烧开后转小火熬煮，熬至粥浓稠，根据个人喜好加入适量冰糖调味即可食用。

④清热解毒、健脾消肿：取薏苡仁、绿豆、陈皮，把薏苡仁和绿豆提前泡发，陈皮泡软，一同放入锅里面炖到熟烂，根据个人喜好加入适量冰糖调味即可食用。

⑤健脾益肾、化湿：取薏苡仁 50 克，黑豆 30 克，将泡发好的薏苡仁、黑豆放入豆浆机或破壁机中，加入适量清水，选择“豆浆”模式，根据个人喜好加入适量白糖调味即可食用。

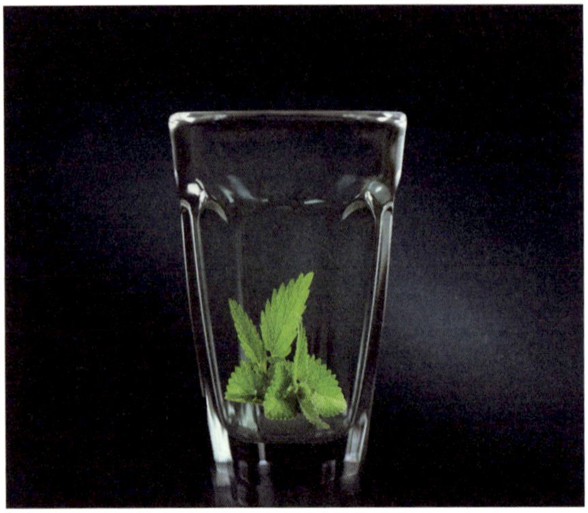

解热利咽——清凉薄荷饮

扫一扫 看教程

本草记载

薄荷

《新修本草》:“味辛、苦，温，无毒。主贼风伤寒发汗，恶心，腹胀满，霍乱，宿食不消，下气，煮汁服，亦堪生食。人家种之，饮汁发汗，大解劳乏。茎方，叶似荏而尖长，根经冬不死，又有蔓生者，功用相似。”《本草正义》:“薄荷方茎，而色紫带赤，可以子种，宿根亦能自生，气味芳烈，颇与紫苏相类。但叶不赤而无锯齿，气味虽浓，而入口清冽为异。”《本草易读》:“薄荷处处有之，人家多栽莳之。二月宿根生苗，清明前后分之，方茎赤色，其叶对生，初莳形长产者良。”《本草纲目》:“利咽喉，口齿诸病，治瘰疬疮疥，风瘙瘾疹。揉叶塞鼻，止衄血。薄荷入手太阴、足厥阴，辛能发散，凉能清利，专于消风散热，故头痛、头风、眼目、咽喉、口齿诸病，小儿惊热及瘰疬疮疥，为要药。戴原礼治猫咬，取其汁涂之有效，盖取其相制也。”

民间故事摘录

传说有一位很富有的男人，每周都会在他的花园中举办酒会，每次都邀请全城名流来参加，可是在狂欢之后所剩下的只有更多的寂寞。有一次，他的管家病了，管家的女儿从乡下来接替父亲的工作，顺便从乡下带了几粒薄荷籽。一天，男人看到姑娘在花园里刨地，就问姑娘在做什么，姑娘回答："种薄荷。"男人不屑地大笑起来："这种东西怎么配种在我这个名贵的花园里呢？我正准备在这儿放一个现代雕塑。"姑娘还是自顾自地种下了深褐色的种子，并说出了理由："薄荷可以煮茶，调果子酒，能够治疗疾病。还有一个关于薄荷的美丽传说，因为爱神会在秋天的傍晚，安排有缘人在薄荷花边相逢，所以在我的家乡，未婚的男女都会在家门口种上一些薄荷。"虽然种下的薄荷很快发芽抽出了绿绿的枝儿，但是和花园里名贵的花比起来，薄荷实在是太平凡了。每当来参加舞会的客人问起，男人都不敢说那是廉价的薄荷。

到了夏天，男人不幸患了严重的肺病，不得不取消所有的舞会。在生病的日子里，姑娘每天不仅忙里忙外，尽心地照顾男人，而且还用薄荷调出一种果茶，每天午后送到男人的床前。男人喝完，觉得异常的清冽可口。夏天过去了，由于长期饮用薄荷果茶，男人的身体也渐渐康复。一天，他到花园看到那茂盛的薄荷花，不由得想起了那个传说。后来，管家病好了，姑娘也回到了乡下。时间流逝，薄荷的浅色花朵变成了褐色的籽。男人每天都在花园的薄荷边徘徊到深夜，一天又一天。冬天来临，大雪覆盖了整个城市，男人来到了乡下，找到了姑娘。男人告诉姑娘薄荷全冻僵了，接着他又说："还好秋后我保留了八粒种子。"说着他像变魔术一样伸出手来，掌心上有几颗带体温的褐色种子，"一二三四五六七"，看着姑娘数过，男人笑笑指着自己的心："第八颗在这里，保留在我的心里，明年我们一起种，等待着它的发芽。"

药材档案

薄荷

【别名】 蕃荷菜、菝蔄、吴菝蔄、南薄荷、金钱薄荷、猫儿薄荷、升阳草等。

【来源】 为唇形科薄荷属植物薄荷 *Mentha canadensis* L. 的干燥地上部分。夏、秋二季茎叶茂盛或花开至三轮时，选晴天，分次采割，晒干或阴干。

【产地】 全国大部分地区均产，主要分布于江苏、安徽、浙江、江西等地。

【化学成分】 含薄荷醇、薄荷酮、乙酸薄荷酯等成分。

【药理作用】 具有抗炎、抗菌、抗病毒、镇痛、抗氧化等药理活性。

【性味归经】 中医：辛，凉；入肺、肝经。壮医：辣，凉。

【功效主治】 中医：疏散风热，清利头目，利咽，透疹，疏肝行气。用于治疗风热感冒、风温初起，头痛、目赤、喉痹、口疮、风疹、麻疹、胸胁胀闷。

壮医：祛风毒，清热毒。用于治疗痧病、邦印（痛症）、货烟妈（咽痛）、笃麻（麻疹）、麦蛮（风疹）。

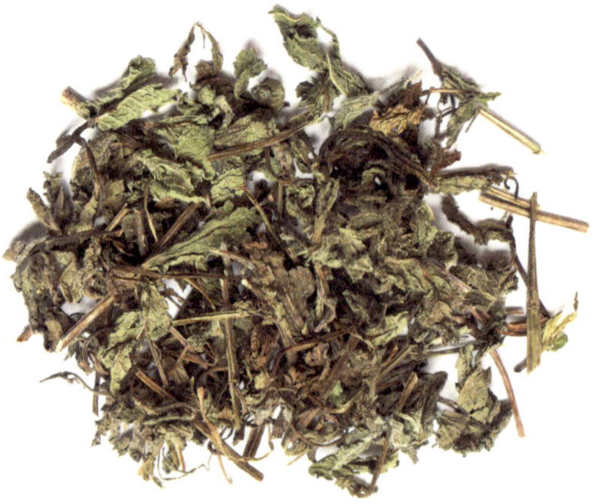

薄荷饮片

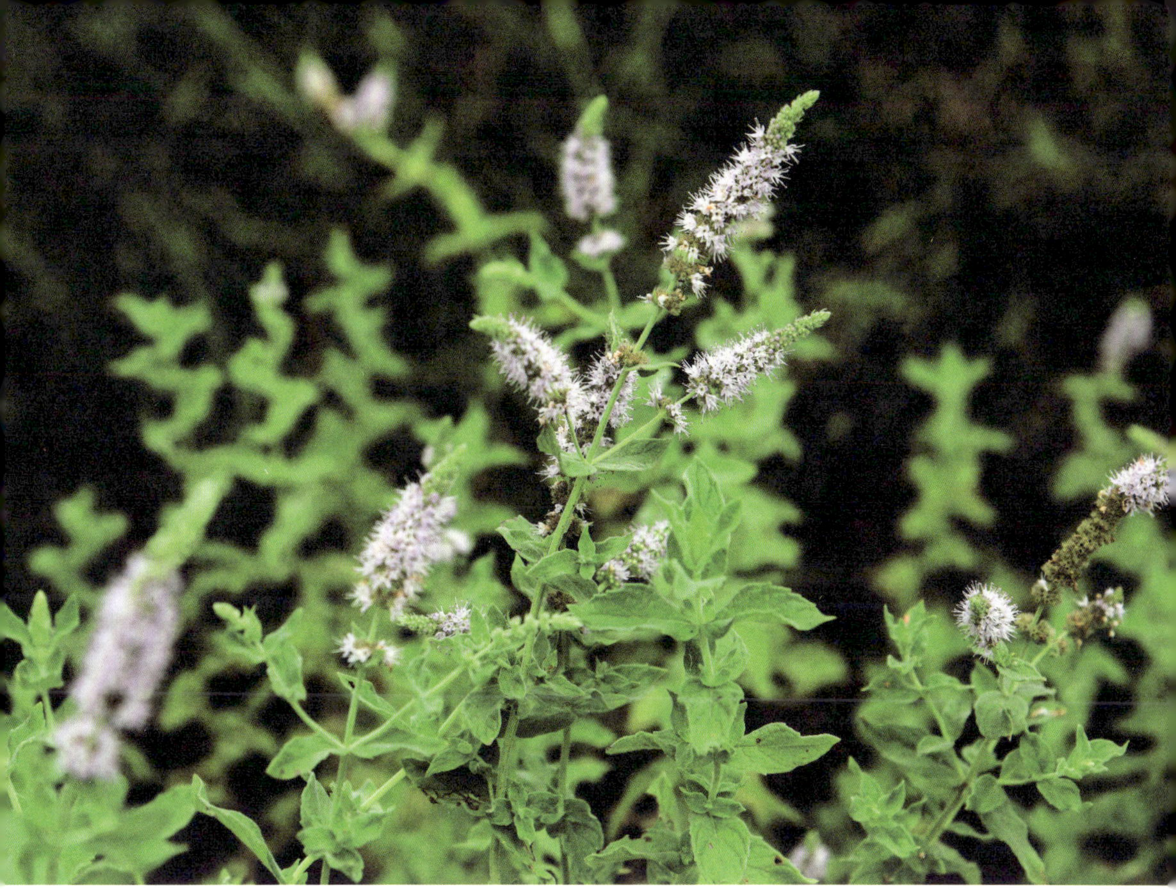

薄荷

药膳制作

【药膳名称】清凉薄荷饮

【药膳组方】新鲜薄荷叶 5 克，清水 500 毫升。

【制作方法】

（1）新鲜薄荷叶洗净，沥干备用。

（2）500 毫升清水烧开。

（3）水开后，放入 5 克薄荷叶，盖上盖子，焖制 10 秒左右即可出汤饮用。

清凉薄荷饮

主要材料 新鲜薄荷叶 5 克，清水 500 毫升

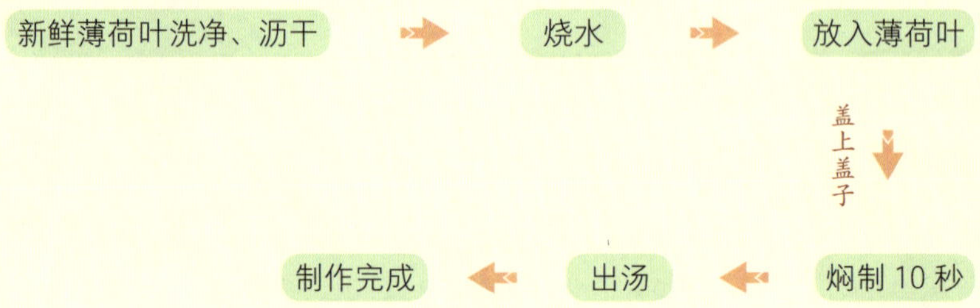

药膳制作流程图

【成品特点】清香宜人，滋味鲜爽清凉。

【制作注意事项】采用新鲜薄荷叶进行冲泡，并非中药干品。水开再放入薄荷叶，焖制时间不宜过长。

【功效】疏散风热，清利头目，疏解肝郁。

【适用人群】大部分人群。

【使用注意】阴虚内热、痰火、痛经者慎用，薄荷过敏者禁用。

其他药膳验方

①治肺热咳嗽：取鸭脚艾 60 克，薄荷 6 克，水豆腐 120 克，白砂糖 60 克，炖服。

②治鼻流浊涕不止：取苍耳子 7.5 克，辛夷 15 克，香白芷 30 克，薄荷叶 1.5 克，上并晒干，为细末。每服 6 克，用葱、茶清食后调服。

③治咽喉肿痛：取薄荷 30 克，粳米 100 克，薄荷煎汤，用粳米煮粥，粥将成时，加入薄荷汤，煮沸即可。

④治外感风热：取薄荷 9 克，淡豆豉 10 克，连须葱白 4 株，用沸水冲泡，并盖焖 10 分钟，即可饮用。

参考文献

[1] 胡亚伟，骆兵．药姑话药[M]．成都：四川科学技术出版社，2018.

[2] 冯秋瑜，施学丽，范丽丽，等．广西壮瑶族药食两用药物资源和药膳调查分析[J]．中国民族医药杂志，2018，24(12)：21-24.

[3] 蓝毓营．浅谈壮医药膳防治疾病的特色[J]．时珍国医国药，2009，20(12)：3099-3100.

[4] 黄冬玲．浅谈壮医药膳的特色[J]．中国民族医药杂志，2001，(1)：23-24.

[5] 叶强．广西药膳的历史与现状(上)[J]．中药材，1993，16(1)：45.

[6] 赵益兴．城步苗族“油茶”文化浅析[J]．吉首大学学报(社会科学版)，1994(4)：48-50.

[7] 曹音．中医药膳传统技艺[M]．镇江：江苏大学出版社，2019.

[8] 徐嘉生，王贞．中国食疗养生秘诀[M]．北京：中国社会出版社，1999.

[9] 杨通山，蒙光朝，过伟，等．侗族民间故事选[M]．上海：上海文艺出版社，1982.

[10] 黄孟乔．五色糯米饭[J]．广西地方志，2005，(6)：52-53.

[11] 马凤琴．中国饭食500种[M]．大连：大连出版社，2001.

[12] 史艳财，韦霄．大健康背景下广西药食同源产业创新发展战略研究[J]．广西科学院学报，2023，39(1)：1-10.

[13] 韦健，李少丽．广西药膳文化对东盟国家传播的优势和策略[J]．文

教资料，2021，（6）：47-49.

［14］广西壮族自治区食品药品监督管理局．广西壮族自治区瑶药材质量标准：第一卷（2014 年版）［M］．南宁：广西科学技术出版社，2016.

［15］王国祯，覃文格，杨顺发．实用壮医药［M］．南宁：广西科学技术出版社，2011.

［16］覃迅云，罗金裕，高志刚．中国瑶药学［M］．北京：民族出版社，2002.

［17］广西壮族自治区革命委员会卫生局．广西本草选编：下［M］．南宁：广西人民出版社，1974.

［18］广西壮族自治区食品药品监督管理局．广西壮族自治区壮药质量标准：第一卷（2008 年版）［M］．南宁：广西科学技术出版社，2008.

［19］黄汉儒．中国壮医学［M］．南宁：广西民族出版社，2018.

［20］张建．告诉您每一味中药的来历：讲故事学中药　第 3 册［M］．太原：山西科学技术出版社，2013.

［21］陈蔚文．岭南本草：三［M］．广州：广东科技出版社，2016.

［22］胡亚伟，骆兵．药姑话药［M］．成都：四川科学技术出版社，2018.

［23］李军，蔡泓，王君明，等．金钱草化学成分、药理作用及临床应用［J］．中国老年学杂志，2017，37（24）：6262-6264.

［24］肖玲玲．中华食疗大全：上［M］．武汉：湖北科学技术出版社，2014.

［25］冯朝岭，李郑生，关翠英．中药民间故事［M］．中国健康出版社，2004.

［26］李季，崔兵兵，曲远均．积雪草药理活性及新制剂研究进展［J］．辽宁中医药大学学报，2020，22（12）：200-204.

［27］梁丽清，陈少锋，卢苇，等．壮药一点红的化学成分、药理作用及临

床应用研究进展［J］. 中国民族医药杂志，2021，27（6）：75-78.
［28］黄玉姝，兰妹莲，卢娟，等. 一点红本草考证及药食两用研究［J］. 亚太传统医药，2020，16（12）：100-103.
［29］昝珂，周颖，李耀磊，等. UPLC-MS/MS 测定一点红不同部位中 6 种吡咯里西啶生物碱的含量［J］. 中国中药杂志，2021，46（17）：4456-4461.
［30］冯秋瑜，范丽丽，庞宇舟，等. 壮瑶族养生药膳本草［M］. 南宁：广西科学技术出版社，2020.
［31］农璐蔚，陈松. 黄花倒水莲研究进展［J］. 亚太传统医药，2022，18（7）：227-231.
［32］贵州省社会科学院文学研究所，黔南布依族苗族自治州文研室. 布依族民间故事［M］. 贵阳：贵州人民出版社，1982.
［33］王佳杰，马超，乔泽耀，等. 木姜子的化学物质构成、感官特性及其生物活性研究进展［J］. 食品工业科技，2024，45（14）：378-389.
［34］黄莹莹，黎栩成，班彩玉，等. 广西山苍子油提取工艺及成分分析［J］. 食品工业，2022，43（12）：84-88.
［35］谢梦洲，朱天民. 中医药膳学［M］. 北京：中国中医药出版社，2016.
［36］要云. 酸食志：解构中国人的酸食DNA［M］. 北京联合出版公司，2020.
［37］庞声航，王柏灿，莫滚. 中国壮医内科学［M］. 南宁：广西科学技术出版社，2004.
［38］刘强. 药食两用中药应用手册［M］. 北京：中国医药科技出版社，2006.
［39］广西壮族自治区食品药品监督管理局. 广西壮族自治区壮药质量标准：

第二卷（2011 年版）[M]. 南宁：广西科学技术出版社，2011.
[40] 国家药典委员会. 中华人民共和国药典：2010 年版 [M]. 北京：中国医药科技出版社，2010.
[41] 黄兆胜. 中药学 [M]. 北京：人民卫生出版社，2002.
[42] 沈映君. 中药药理学 [M]. 上海：上海科学技术出版社，1997.
[43] 彭铭泉. 常见病四季养生药膳全书 [M]. 北京：人民军医出版社，2006.
[44] 紫毫. 新编百姓家常菜 2000 例：厨艺绝招一本全 [M]. 北京：北京工业大学出版社，2009.
[45] 黄汉儒，黄景贤，殷昭红. 壮族医学史 [M]. 南宁：广西科学技术出版社，2014.
[46] 国家中医药管理局《中华本草》编委会. 中华本草：维吾尔药卷 [M]. 上海：上海科学技术出版社，2005.
[47] 朱华，戴忠华. 中国壮药图鉴：下 [M]. 南宁：广西科学技术出版社，2020.
[48] 侯振丽，胡爱林，石旭柳，等. 八角茴香的化学成分及生物活性研究进展 [J]. 中药材，2021，44（8）：2008-2017.
[49] 赵宪法. 核桃仁、八角茴香治疗乳癖 [J]. 陕西中医，1982，3（2）：19.
[50] 德晟. 温阳散寒的八角茴香 [J]. 开卷有益 - 求医问药，2019，（1）：72.
[51] 李造坤，李欢，王东，等. 食疗法治胃及十二指肠溃疡 [J]. 新中医，2001，33（7）：45.
[52] 俞长芳. 滋补保健药膳食谱 [M]. 北京：轻工业出版社，1987.
[53] 唐麒. 世界掌故总集 [M]. 呼和浩特：内蒙古大学出版社，2002.

[54] 彭先髦．百草养生逸闻［M］．北京：人民军医出版社，2008.
[55] 娄玉钤，娄多峰，李满意．中华痹病大全［M］．北京：中国医药科技出版社，2019.
[56] 胡献国，郑海青．红楼梦与中医［M］．武汉：湖北科学技术出版社，2016.
[57] 祁澜．烹饪基本技法500例［M］．北京：中国轻工业出版社，2000.
[58] 赵峻，唐长华，白艳．健康的活法：十二经脉与饮食养生法［M］．青岛：青岛出版社，2017.
[59] 秦竹，张胜．中医食疗养生学［M］．北京：中国中医药出版社，2017.
[60] 顾奎琴．家庭保健养生食谱［M］．北京：现代出版社，1996.
[61] 田燕．古今药酒配制1000方［M］．郑州：河南科学技术出版社，2017.
[62] 王青云．广西发布道地药材和少数民族药材目录［J］．中医药管理杂志，2023，31（12）：184.
[63] 姜慧，廖天月，万晶琼，等．经典名方中薄荷的本草考证［J］．中国实验方剂学杂志，2022，28（10）：150-158.
[64] 孙文豪，杨扬，陈恒，等．薄荷有效成分药理作用研究进展［J］．江苏中医药，2023，55（5）：78-82.
[65] 钟鸣，韦松基．常用壮药临床手册［M］．南宁：广西科学技术出版社，2010.
[66] 史丽萍，应森林．实用中医药膳学［M］．北京：中国医药科技出版社，2019.
[67] 黄兆胜．中华养生药膳大全［M］．广州：广东旅游出版社，2004.
[68] 谭兴贵．中医药膳与食疗［M］．北京：中国中医药出版社，2009.

[69] 容小翔，龙玲，李珪 . 实用壮医药膳 [M] . 南宁：广西民族出版社，2013.

[70] 王镭 . 中国医药卫生学术文库：第二辑 [M] . 北京：科学技术文献出版社，1997.

[71] 李彤 . 壮瑶族医养结合的方法与应用[M]. 南宁: 广西科学技术出版社，2019.

[72] 覃迅云，李彤 . 中国瑶医学 [M] . 北京：民族出版社，2001.

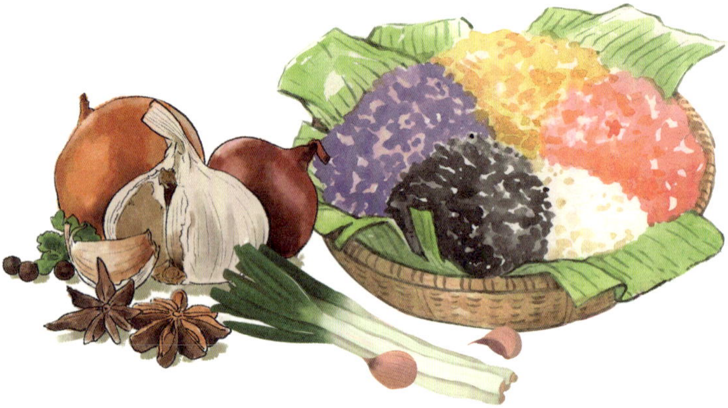